自閉症の心と脳を探る
―心の理論と相互主観性の発達―

編著
山本　晃

星和書店

Exploring Mind and Brain of Autism

― Development of Theory of Mind and The Intersubjectivity ―

by

Akira Yamamoto

はじめに

　バロン-コーエン Baron-Cohen,S. らの研究以来，自閉症における心の理論の発達障害はよく知られたものとなりました。本書は，自閉症ではどのように心の理論が発達するかということを明らかにするために書きました。そもそも自閉症で心の理論が発達するかということ自体が，微妙に疑問となるわけですが，症例をみていくと，やはりそう考えざるをえません。

　他者との対人関係の発達が心の理論という概念だけでとらえきれるかというと，心の理論のみで対人関係は終わるものではありません。それが発達した後も，対人関係あるいは社会関係がさらに発達しなければ，円滑な社会関係が営める状態には至りません。心の理論を獲得した段階を経て，心の理論を含めてその後の対人関係の発達をいいあらわす概念に，「相互主観性（間主観性）Intersubjectivity, Intersubjektivität」があります。これは哲学のほうで，フッサール Hussetl,E. が努力を傾けたテーマであります。本書の後半はこれを扱います。そして，自閉症でこの障害がどのように位置づけられるか，それを述べます。

　まず第 1 章では，心の理論という概念が生み出され，健常の子どもたちではその発達がどうなっているかを述べます。バロン-コーエン Baron-Cohen,S. らの実験で，自閉症の子どもたちでは，その発達に問題があることがわかりました。次に，心の理論を調べる課題と似ている写真課題を比較してみます。その結果，心の理論というのは，ネーミングとはうらはらに理論的「推論」によるものではなさそうだということが明らかとなります。また，心の理論が「視点変換」することとも異なっていることがわかります。

　第 2 章，第 3 章，第 4 章では，自閉症の互いに関連が不可解な諸症状

を「感覚過敏」という現象から説明するということを模索します。第2章でカナー Kanner,L. のあげたいくつかの項目について，感覚過敏と関連づけてみます。

　第3章では，ことばがほとんどない症例Cの遊戯療法過程を紹介します。重度の自閉症では，ことばがほとんどないのが見うけられます。症例Cではコミュニケーションの可能な言語獲得が少し増えました。

　第4章では，ことばの発達遅延を，感覚過敏によって説明してみます。そして，自閉症の諸症状を感覚過敏との関連で整理します。そうすると，残る大きな課題は，感覚過敏と心の理論の発達遅延との関連ということになります。

　第5章では，「ミラーニューロン」のことを取り扱います。20世紀末に，自分が行為するときと，自分が行為せずに他者の同様の行為を見たときに，同じように反応するニューロンがあることがわかりました。これは対人知覚に関係があると思われます。他者の行為の意味を理解する基礎になるでしょう。

　第6章では，ミラーニューロンと自閉症との関係について述べます。当然のように，他者との対人関係に問題のある自閉症では，ミラーニューロンに障害があるのではないかというアイデアも出てきます。ラマチャンドラン Ramachandran,V.S. らがこの問題を追究しました。自閉症の子どもと健常の子どもとのあいだに，対人知覚を行っているときに，脳波で差があるというデータが出てきました。ところが，ミラーニューロンを使っていると考えられる模倣行為に，自閉症の子どもと健常の子どもとのあいだには上手下手の差がないという実験結果が発表されました。自閉症ではミラーニューロンに障害があり，それが対人関係の困難さに関係すると，単純にはいえなくなりました。

　第7章では，社会性の獲得と発達について述べます。アメリカの社会学者，社会心理学者であるミード Mead,G.H. の理論を紹介します。興味深いことに，100年近く前にミードはミラーニューロンと同等のことを

述べ，それを基礎に社会性の発達について議論を進めました。自閉症ではミラーニューロンには障害がないようなので，ミードがいっているタイプの社会性は自閉症でも獲得できるはずです。長くなりますが，この業績を追ってみます。

人と人がコミュニケーションするときには，両方の人が同一の意味か，ほぼ同一の意味をとらえているはずです。でないと，コミュニケーションそのものが成立しません。ここでは両者に共通な「普遍的なもの」があります。つまり，「普遍的なもの」がコミュニケーションの基礎に必要です。第8章では，さまざまな普遍性について探ってゆきます。

ミラーニューロンとほぼ同じ考えから出発して，ミードは社会性の獲得と発達を説明しました。自閉症ではミラーニューロンに障害がないと推定されるので，このタイプの社会性は獲得できます。ところが，程度に差はあれ，やはり重症度によって異なりますが，社会生活で問題が生じています。すると，ミードがいっていない社会性があり，この別なタイプの社会性の獲得が自閉症では問題となるのではないかと考えられます。第9章ではこのことを述べています。

この問題に進む前に，触れておいたほうがいいのではないかという事柄を，第10章と第11章で述べます。われわれは日々，時々刻々，知覚したり空想したり夢を見たりしています。このような個人的なことと思われるものにも，社会性が入り込んでいます。どのように入り込むかについて，第10章で述べます。

第11章では，自閉症で弱い記憶タイプがあるという実験を紹介します。自閉症ではエピソードの記憶，あるいはそれらを順序立てて並べることが苦手のようです。また，記憶において，自他の区別が自閉症の子どもでは健常の子どもとは異なった状態にあるのではないか，ということが示唆される実験を紹介します。

第12章では，第13章で取りあげる症例Aの治療的基礎となることに

ついて述べます。フッサール Husserl,E. の草稿からヒントを得て，模倣を用いた治療的手段を「共感的模倣」と名づけました。自閉症で弱い自他の区別を強化する意図から考えました。

第13章では，一連の研究のもととなった症例を紹介します。自閉症の遊戯療法を始めた時期に出遭った私にとって幸運な症例Aです。症例に恵まれただけでなく，直接に治療に当たった大学院生も優秀で，思った以上の成果が出ました。コミュニケーションの能力が大幅に進展しました。

治療結果はよかったのですが，それを根拠づけるためには大きな労力が必要でした。あれやこれや考えて，結局，フッサールの『デカルト的省察』，特に相互主観性を扱った第5省察を読み込むことで何とか切り抜けました。第14章以下はその読み込みの結果です。

第14章は「他者の主観を排除する」という『デカルト的省察』での手続きまでです。第15章では，いったん，他者の主観を排除し，それを再び構築する過程を扱っています。心の理論の発達に問題のある自閉症では，この段階がうまくいっていないのだと考えられます。症例Aの治療過程をたどります。そのなかで，重要な概念は「対化」あるいは「付帯現前化」です。かなり具体的に述べました。

私がそこにある「木」を知覚するばあい，その「木」をとらえています。しかし，「木」そのものが私の頭のなかに入り込んでいるわけではありません。私のなかで精神的に「木」を作りあげています。また，私が他者の心をとらえるとき，他者の心が私の頭のなかにあるわけではありません。なんらかの形で，私は私のなかで，他者の心を構成しています。それが完全に現実的な他者の心と同じだということは，永遠に確かめられません。私が他者の心や人格をとらえるというのが，どのようなプロセスになっているかを述べます。自閉症での心の理論の発達障害は，このプロセスの障害としてとらえられます。

通常，他者の個々の行為，行動は，他者の主観をポイントにとらえる

ことができるようになります。しかし，われわれが日常生活を送っているときには，もっと連続的な他者の主観，歴史的な他者の主観をとらえています。このような他者は，幾分なりとも私とは違った見方をもつ他者です。これらは相互に矛盾することもありますが，相違を踏まえたうえで，綜合されます。そのことについて，第16章で述べます。

互いに多少の相違がある他者の主観の世界と，私の主観の世界は，両者を綜合するさいに，ある面で葛藤を引き起こします。第17章では，この葛藤のまっただ中にいると思われる症例Bをとりあげます。

フッサールは矛盾することもあるが，綜合されると書いています。論理的手続き上，それでいいわけです。しかし，この他者の世界との葛藤は，たいへん難儀な課題でもあります。ヘーゲル Hegel,G.W.F.『精神現象学』のよく知られた箇所，「主人と奴隷」が，この葛藤をうまく表現しているように思われます。第18章では，その議論を下敷きに，症例Bを解釈してみます。

他者は一人だけではありません。さらに二つの世界だけでなく，多くの他者の世界をわれわれは生きていくうえで，とらえています。そうして，自分を含めた多くの他者の世界を綜合して，共通の世界を把握しています。第19章では，このことを述べます。自閉症では，先に触れた「感覚過敏」がこの綜合を妨げる要因になると考えられます。そのため，うまく共通の世界が形成されにくいと思われます。

第20章は，この共通の世界を作りあげる過程に問題のあると考えられるアスペルガー障害に相当する症例Pを取りあげます。

第21章は，この症例を理解するうえで，レンプ Lempp,R. の「隣接実在」の概念が鍵となると思われます。この「隣接実在」の概念を取りあげます。その際，「隣接実在」は半ば現実，半ば空想に位置するので，空想についてフッサールの見解について述べます。そして，レンプの自閉症論と統合失調症論について触れます。

第22章では，「隣接実在」の概念を用いて，症例Pを解釈します。

自閉症圏の障害では感覚過敏のために，共通の世界が形成されにくいと考えられます。しかし，自閉症だけではなく，この共通の世界が形成されにくい病態があります。二つの可能性を紹介します。ひとつは，いわゆるパーソナリティ障害で，周囲の人たちと摩擦を起こす理由がここから理解できます。もうひとつは，日常診療では出遭わないけれど，周囲との関係で共通の世界が形成されにくい病態が考えられます。アンデルセン童話に出てくる「裸の王様」の状態です。両者はしたがって，自閉症圏の障害と似た病像を呈することとなります。第23章ではこのことを述べます。

第24章では，心の理論をはじめとする相互主観性の発達について，いささか強引ですが，図で示しました。

目 次

はじめに　iii

第1章　「心の理論」を考える　……………………………………………　1

第2章　自閉症の諸症状を感覚過敏から説明する試み　………………　27

第3章　症例C――ことばのほとんどない自閉症児が
　　　　ごく簡単な会話をするまで　………………………………………　35

第4章　乳幼児の言語獲得　…………………………………………………　41

第5章　ミラーニューロン　…………………………………………………　47

第6章　自閉症のミラーニューロン機能不全説　………………………　65

第7章　脳内模倣による社会性発達の説明　……………………………　79

第8章　コミュニケーションのためのさまざまな普遍性　…………　137

第9章　人は他者のなかの「I」も経験できる　………………………　161

第 10 章　知覚などに社会的なものはどのように
　　　　　入り込んでくるか ……………………………………… 173

第 11 章　次のステップへのヒントとなる実験 ……………… 179

第 12 章　共感的模倣 ………………………………………… 189

第 13 章　自閉症の症例 A ……………………………………… 197

第 14 章　他者の主観を排除する ……………………………… 207

第 15 章　他者の主観を再構成する …………………………… 227

第 16 章　二つの「周囲世界」の綜合 ………………………… 245

第 17 章　高機能自閉症の症例 B ……………………………… 249

第 18 章　ヘーゲルの『精神現象学』 ………………………… 255

第 19 章　「共通の世界」 ……………………………………… 261

第 20 章　アスペルガー障害の症例 P ………………………… 271

第 21 章　レンプの隣接実在 …………………………………… 279

第 22 章　症例 P の考察 ……………………………………… 295

第 23 章　同一性綜合が妨げられる他の可能性 …………………………　299

第 24 章　相互主観性の発達 ……………………………………………………　303

　あとがき　306
　共著者一覧　310
　編著者略歴　311

xii

■ 見出し一覧

ページ

第1章 「心の理論」を考える … 1

1. 「心の理論」の意味 … 1
　A. チンパンジーでの「心の理論」 … 1
　B. 人間での「心の理論」 … 4
　C. 自閉症での「心の理論」 … 6
　D. 健常児での写真課題 … 7
　E. 自閉症児での写真課題 … 11
　F. 健常児と自閉症児とのちがい … 13
　G. 「心の理論」は論理的推論ではない … 16
2. 「心の理論」は立体的な視点取得の能力か … 19
　A. ピアジェの「自己中心性」 … 19
　B. 「三つの山問題」 … 21
　C. 「心の理論」と視点変換能力 … 22
　D. 自閉症児における視点取得の問題 … 23
　E. 「心の理論」は立体的な視点取得の能力ではない … 24
　F. 「心の理論」は1歳以前にすでに萌芽的にある … 24

第2章 自閉症の諸症状を感覚過敏から説明する試み … 27

1. 感覚過敏について … 27
2. フリスの中心性統合の障害説 … 27
3. プレイステッドの注意の幅 … 29
4. 自閉症では感度が高い … 30
5. カナーによる自閉症の記述 … 31
　A. 人生の初期から，人や状況に対して，ふつうの方法でかかわりをもつ能力の障害 … 31
　B. コミュニケーションの目的のために言語を使用することができない … 31
　C. 同一性保持のための強迫的願望 … 32
　D. 品物に対する異常な執着 … 32
　E. 良好な認知能力 … 33
6. 同一性保持のための強迫的願望 … 33
7. 良好な認知能力 … 34

第3章 症例C――ことばのほとんどない自閉症児がごく簡単な会話をするまで … 35

1. 症例C … 35

見出し一覧　xiii

第4章　乳幼児の言語獲得 　41

1. 乳幼児の言語獲得 　41
2. 自閉症の言語獲得がなぜよくないか 　42
3. 同一化促進としての共感的模倣 　42
4. コミュニケーションの道具としての言語 　42
5. 残された問題 　43

第5章　ミラーニューロン 　47

1. リゾラッティらの研究 　47
   - A. マカクザルのF5野 　47
   - B. 行為の同一化 　48
   - C. 音だけによる行為の同一化 　50
   - D.「行為の目標」の識別 　56
   - E.「行為の目標」の違いの識別 　57
   - F. ミラーニューロンは何を認識しているのか 　59
2. ヒトでのミラーニューロン 　62

第6章　自閉症のミラーニューロン機能不全説 　65

1. 自閉症ではミラーニューロンがうまく働いていない 　65
   - A. 自閉症のミラーニューロン機能不全説 　65
   - B. ミュー波 　66
   - C. 自閉症ではミュー波の抑制が起こらない 　66
2. ミラーニューロンによるとされる機能が自閉症では低下していない 　67
   - A. 仮説 　67
   - B. 被験者 　68
   - C. 実験1　目標を目指す模倣 　69
   - D. 実験2　鏡像模倣 　70
   - E. 実験3　握り模倣と運動プラン 　71
   - F. 実験4　ジェスチャー認知 　72
   - G. ここで考えるべきこと 　73
   - H. ミラーニューロンと反響言語 　74

第7章　脳内模倣による社会性発達の説明 　79

1. ミード 　79
2. ミードの脳内模倣 　80
3. 精神 mind 　82
   - A. 身振り gesture 　82
     - 1) 相手の身振りの意味を知る 　82
     - 2) 自分自身の身振りの意味を知る 　83
     - 3) 共通の意味という普遍性 　85

B. 有声身振り vocal gesture	87
C. 意味 meaning	88
D. 意味は「意識」である必要はない	89
E. 普遍的な意味	90
F. 思考	92
G. パースペクティブ性と普遍性	93
H. 行為における意味の普遍性	95
I. 社会的意味	96
J. 反省と知性 intelligence	96
K. 合理的行動 rational behavior	97
L. 有声身振りと言語	98
M. コミュニケーション communication	99
N. 知能 intelligence	99
O. 条件反射	100
P. 観念	101
Q. 観念の領域	102
R. シンボル symbol	102
S. 精神をもつ	103
T. 言語と意味	104
U. 社会的環境	106
V. 精神	107
4. 自我 self	108
A. 自我 self	108
B. 自我と身体	109
C. 自我と社会	110
D. 会話の世界	112
E. 生霊	113
F. 役割	114
G. ゲーム	117
H. 一般化された他者	118
I. 社会共同体と一般化された他者	119
J. パーソナリティ	120
K. 他の自我との関係	122
L. 自我と共同体	122
M. 自我と自己意識	123
N. 「me」と「I」	124
O. 自我は実体ではない	126
P. 有意味シンボル	126
Q. 共同体への影響	128
R. 社会過程	128
S. 自己意識的自我	130
T. 共同体の態度	131

5. 社会	133
6. フロイトの自我	134

第8章　コミュニケーションのためのさまざまな普遍性　137

1. さまざまな普遍性	137
A. 個体化的普遍性	137
B. 同一化的普遍性	139
C. 社会行為的普遍性	141
1) 共同体的普遍性	142
2) 言語的普遍性	144
3) 交通的普遍性	144
4) 貨幣的普遍性	146
5) 権力的普遍性	147
6) 影響力的普遍性	148
7) 価値コミットメント的普遍性	150
8) マスメディア的普遍性	154
9) インターネット的普遍性	155
10) 計測的普遍性	157
D. パースペクティブ的普遍性	158
E. 論理学的普遍性	160

第9章　人は他者のなかの「I」も経験できる　161

1. 他者のなかにある「I」	161
A. ある経験	161
B. 他者を間接的に生きるということ	162
C. 他者のなかにある「I」	162
D. 他者のなかの「I」と「心の理論」	162
2. 自閉症の世界	164
A. マインド・ブラインドネス	164
B. 自閉症の世界	167
3. 相互主観的普遍性	170
A. 「心の理論」とはなにか	170
B. 相互主観的普遍性	172

第10章　知覚などに社会的なものはどのように入り込んでくるか　173

1. 私を含めた他者たちの作る社会的なものは，知覚などに入り込んでいる	173
A. 対象をとらえる作用の内容	174
B. 記号表現作用（Signifikation）について	177

xvi

第11章　次のステップへのヒントとなる実験　179

1. エピソード的自己　179
   - A. 被験者　179
   - B. 実験1　即時記憶　180
   - C. 実験2　意味論的記憶　180
   - D. 実験3　エピソード記憶・自由想起　180
   - E. 実験4　エピソード記憶・個人的に経験した出来事を手がかり
     をもとに想起する　181
   - F. 実験5　パーソナリティ・テスト　182
     1) 第1セッション　182
     2) 第2セッション　182
   - G. ここで考えられること　183
2. 自閉症における自己と他者の処理　185
   - A. 被験者　185
   - B. 実験1　185
   - C. 実験2　186
   - D. ここで考えられること　187

第12章　共感的模倣　189

1. 『幼児 – 初めての感情移入』　189
2. 「ここ」と「そこ」　190
3. 『初めての感情移入』　191
4. 自閉症における問題　192
5. 共感的模倣　193
6. 私の経験の中心点，他者の経験の中心点の強化を図る　194
7. 共感的模倣と同様の過去の試み　195

第13章　自閉症の症例A　197

1. 症例A　198
2. 治療経過　199
   - A. 初回　199
   - B. 第2・3回　200
   - C. 第4回　201
   - D. 第6〜9回　201
   - E. 第11〜13回　202
   - F. 第14回　202
   - G. 第15回　203
   - H. 第17回　203
   - I. 第17〜20回　203
   - J. 第24回　204

見出し一覧　xvii

K. 第 25 回	204
L. 第 32 回	205
M. 第 35 回	205
N. その後	206

第14章　他者の主観を排除する　　　207

1. 他者の問題　　207
2. 『デカルト的省察』について　　208
  A. 「第一の判断中止」について　　209
    1)「判断中止」　　209
    2) 離人症　　211
    3) 相互主観的世界　　212
  B. 「第二の判断中止」，独特な判断中止　　214
    1)『デカルト的省察』における「第二の判断中止」　　214
    2) 統合失調症における「第二の判断中止」　　216
  C. 私に固有なものの世界　　219
  D. 自閉症児・者における他の主観性としての他者の制限　　221
  E. 「私に固有なものの世界」に残るもの　　222
    1)「自然」　　222
    2) 身体　　222
    3) 自我　　223
    4)「述語」　　224

第15章　他者の主観を再構成する　　　227

1. 症例 A の行動変化　　227
2. 「心」をもった他者のいる世界　　229
  A. フッサールによる他者の構成　　229
    1) 第一段階，他者の振る舞いの意味　　229
    2) 第二段階，付帯現前化，対化　　230
    3)「サリー–アン課題」における第二段階，付帯現前化，対化　　233
    4) 第三段階，内的経験の連続化　　235
3. 他者の内的世界の形成　　237
  A. 内的経験のつながり　　237
  B. 他者の「心」と習性　　238
4. 自我　　240
5. 具体的自我とその周囲世界　　242
6. 症例 A における「心」をもった他者の形成　　242

第16章　二つの「周囲世界」の綜合　　　245

1. 他者の「周囲世界」の構成　　245

xviii

  2. 私による物の知覚と，他者の見方システムによる物の現れとの綜合　246
  3. 私の「周囲世界」と，他者の「周囲世界」との綜合　247

第17章　高機能自閉症の症例B　249
  1. 症例B　249
  2. 治療経過　250
    A. 第1期：通常の遊戯療法　250
    B. 第2期：受容的遊戯療法　251
    C. 第3期：共感的模倣の開始　251
    D. 第4期：本格的な共感的模倣　252
    E. 第5期：共感的模倣の継続　254

第18章　ヘーゲルの『精神現象学』　255
  1. 『精神現象学』との関連　255
    A. 第1期　256
    B. 第2期　257
    C. 第3期　258
    D. 第4期　258
    E. 第5期　259

第19章　「共通の世界」　261
  1. 共通の世界　261
  2. 経験が相互主観的に「仮象」になるとき　262
  3. 「共通の世界」を構成する妨げ　264
  4. 感覚過敏による「共通の世界」の構成破綻　265
    A. 「同一性綜合」の問題　265
    B. 二次の誤信念課題　266
    C. 高次の相互主観性に至るまで　267

第20章　アスペルガー障害の症例P　271
  1. 症例P　271
  2. 経過　274

第21章　レンプの隣接実在　279
  1. 私の「空想世界」　280
  2. 共通の「空想世界」　280
  3. 像意識　283
  4. レンプの「隣接実在」　285
  5. 「隣接実在」の現象学的位置づけ　287
  6. レンプの統合失調症論　288

      7. レンプの自閉症論　　291
      8. 自閉症では「空想」と「現実」の区別が難しい　　292

第22章　症例 P の考察　　295
      1. P の「作り話」　　295
      2. 「空想遊び」の意味　　295
      3. 「共通の実在」と「隣接実在」との区別　　296

第23章　同一性綜合が妨げられる他の可能性　　299
      1. 病的自己愛による「共通の世界」の構成破綻　　299
      2. 環境による「共通の世界」の構成破綻　　300

第24章　相互主観性の発達　　303
   1. 相互主観性の発達　　303

第1章

「心の理論」を考える

　自閉症の基本的な障害を説明するのに，「心の理論」の発達障害がいわれるようになってだいぶたった。ここでは，「心の理論」がどう発達し，その障害がどういうふうに起こるのかということについて考えてみる。

1. 「心の理論」の意味

A. チンパンジーでの「心の理論」

　相手の立場でものごとを見る能力，相手の視点に変換する能力，相手の考えていることを推論できる能力，相手の考えを推論できるプログラムないし理論，心の理論，これらのことは同じことをさしていると考えられる。この能力は，発達心理学や自閉症理論では，「心の理論」（theory of mind）という用語であつかわれている。

　この用語を最初に使用したのはプレマック Premack,D. とウッドラフ Woodruff,G.（1978）といわれている（Premack,D., Woodruff,G. : Does the chimpanzee have a theory of mind? *Behavioral and Brain Sciences*, 1, 515-526, 1978）。つぎのようにかかれている。

　個人は心の理論をもっている。これは，個人が自分自身や他者に心の状態をインプットするということを意味している。この推論システムを

理論とみなす。というのは，そのような状態は直接に見ることができないし，そのシステムは予想する，とくに他の生命体の行動を予想するために使われるからである。

さしあたり，共感と「心の理論」とは根本的に異なった見方ではないということは重要である。部分的には同一のものである。共感という見方は，他者のもっている知識についてどんな推論も許さないが，心の理論は意図にかぎる，といっている。

ここで重要なのは，基本的に「心の理論」は「共感」と同じだということである。ただプレマックらは，「共感」ということばが感情を中心とするものになっている。他者の意図のみに焦点を当てるために，「心の理論」という用語を発案したのだろう。

彼らは1頭の14歳のメス・チンパンジー，サラを用いて実験を行った。ある状況に置かれた人間の行動を見て，サラがその人間の考えを推測できるかどうか調べた（図1-1）。

サラに30秒間のビデオを見せる。たとえば，そこでは天井にバナナがあるが手が届かず，役者が困っている。この最後の5秒の静止画像を見せる。二種類のカードを見せて部屋を去る。サラは課題として，2枚の道具の写真のうちから1枚選び，指定の位置にその写真を置き，ベルを鳴らさなければならない。サラがベルを鳴らすと，トレーナーが入り，サラの選択を記録する。正解なら「よし，サラ，あっている」といい，間違いなら「ノー，サラ，間違っている」という。それぞれのセッションが終わるごとにヨーグルトとかフルーツが与えられる。

そのセッションでサラは「踏み台」の写真を選んだ。したがって彼らの予想したとおり，サラはある状況下での人間の行動を見て，その状況で人間が考えるであろう思考内容と密接に関連する道具の写真を実験者に示した。

別のセッションでは，役者が檻に入っている。扉を開けようとするのだが，扉が開かないので困っている。終わりの静止画像を見せながら，

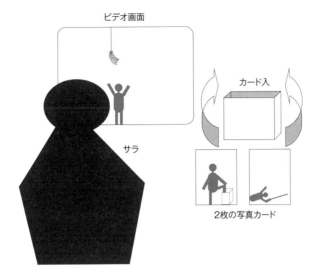

図 1-1　サラの実験

同時にその課題を解決するための 2 枚の道具の写真をサラの目の前に置いて見せる。サラがどちらの写真を選ぶかを調べる。すると,「鍵」を選んだ。

　これらの結果から,サラが直接観察できない人間の心の内容を推測できたことによって,チンパンジーは「心の状態を読みとる」というある種の「推論」ができると考えられる。サラは,人間の行動を予測するために,「心の状態を読みとる」という推論形式を当てはめた。これは,理論的行為である。したがって,この推論形式は一種の「理論」といえる,と彼らは主張する。

　サラは日常のトレーナーの行動を観察するだけで,これまでに扉を鍵で開けるなどの課題の訓練を受けていなかった。「心の状態を読みとる」という推論形式は,訓練によって経験的に得られたものではない。したがって,サラの示した推測する能力は生得的なものと考えられると,プレマックらはいう。

　そこで,チンパンジーは「心の状態を読みとる」という生得的な推論

4

形式をもっていると，プレマックらは仮定し，その能力を「心の理論」
（theory of mind）と呼んだ。

　「心の理論」が推論形式の「理論」であるというのは，彼らの主張で
あって，以下で詳細な検討を加えるが，結論からいえば，推論形式の
「理論」ではない。

B. 人間での「心の理論」

　プレマックらがいいだした「心の理論」は人間ではどのようになって
いるのだろうか。ウィマー Wimmer,H. とパーナー Perner,J. (1983) は，
子どもが何歳ごろに「心の理論」を使えるようになるかを実験によっ
て調べた〔Wimmer,H., Perner,J. : Beliefs about beliefs : Representation and
constraining function of wrong beliefs in young children's understanding of
deception. *Cognition*, 13, 103-128, 1983.〔高木隆郎・M. ラター・E. ショプラー
編：*自閉症と発達障害研究の進歩 1997/Vol.1 特集 心の理論*（pp.22-40）．日本
文化科学社，東京，1996〕〕。

　ウィマーらは，「心の理論」があるかどうかを調べる方法について考
えた。そして，他の人をだまそうとする行為が理解できるかどうかを調
べると，「心の理論」が使えているかどうかがわかると思いついた。

　つまり，ある人が他の人をだまそうとする行為を理解するためには，
だまされるであろう他の人の誤った考えを理解していなければならな
い。だまされる他の人の誤った考えを理解しているのならば，相手の心
の状態を理解していることになる。

　ウィマーらは，他者の誤った考え，誤信念（false belief）を子どもが
何歳ごろから理解できるかを調べた。ウィマーらはつぎのような方法を
用いた（図1-2）。

　実験者が人形を使って，被験者の子どもの前で簡単な人形劇を見せ
る。まず，母親人形に手伝ってもらって，子ども人形がチョコレートを

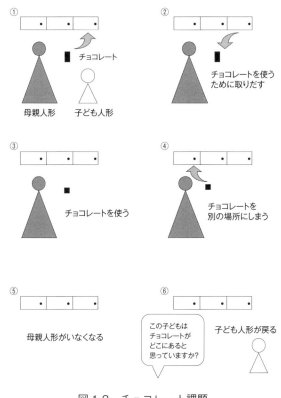

図1-2 チョコレート課題

戸棚のある場所にしまう。それから、子ども人形が外へ遊びに行く。子ども人形がいないあいだに、母親人形がお菓子を作るためにチョコレートを使い、チョコレートを前にあった戸棚とは別の場所にしまう。子ども人形が帰ってくる。そこで、実験者は被験者の子どもにたずねる。「この子どもはチョコレートがどこにあると思っていますか」と。

ここで、子ども人形の誤った考え、誤信念、「子ども人形は『チョコレートが移動される前の場所にある』と考えている」ことを、被験者の子どもは指摘しなければならない。彼らの実験結果では、3～4歳以前の子どもは、誤信念を理解していなかった。4～6歳の子どもは、約半

6

数が理解していた。6〜9歳の子どものほとんどは，理解していた。そこで健常児では，4歳から6歳のあいだに「心の理論」の能力を獲得するとウィマーらは結論づけた。

C. 自閉症での「心の理論」

バロン-コーエン Baron-Cohen,S. ら（1985）は，自閉症に「ごっこ」遊びが見られないことに注目し，それと対人関係障害との関連を考え，自閉症では自分自身や他人の心の状態を推測する能力がないという仮説をたてた。つまり，自閉症では「心の理論」が障害されているとした〔Baron-Cohen,S., Leslie,A.M., Frith,U. : Does the autistic child have a "theory of mind"? *Cognition*, 21, 37-46, 1985. 〔高木隆郎・M. ラター・E. ショプラー編：*自閉症と発達障害研究の進歩 1997/Vol.1 特集 心の理論*（pp.41-47）. 日本文化科学社，東京，1996〕〕。

彼らはウィマーら（1983）の誤信念課題を簡単にした人形劇を使って，自閉症児の「心の理論」について調べた（図1-3）。

机に実験者と被検者である子どもが向かいあわせにすわる。両者が向かいあっている机の上で，子どもに人形劇を見せる。

サリー人形，アン人形，それにおもちゃのバスケットと箱がある。サリー人形が部屋に入ってきて，自分の宝物であるビー玉をバスケットのなかに入れる。そして，部屋から出ていく。それを見ていたアン人形は，そのビー玉を箱のなかに入れて，アン人形は部屋から出ていく。ふたたびサリー人形が部屋に入ってくる。

そして，サリー人形を前にして，実験者は被験者である子どもに，「サリー人形はビー玉を見つけるためにどこを探しますか」とたずねる。

バロン-コーエンらは，自閉症児とダウン症児と健常児を比較した。自閉症児では他の群にくらべて精神年齢がやや高かった。その結果，ダウン症児や健常児のほとんどは，サリー人形が自ら隠したバスケットを

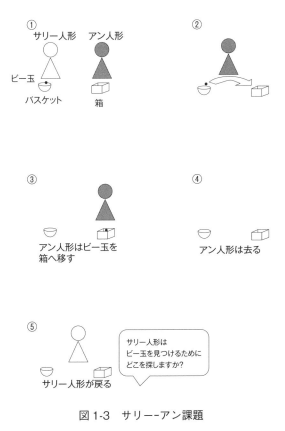

図1-3 サリー–アン課題

指示した。それにたいして，自閉症児の被験者の80％は，サリー人形が自ら隠したバスケットではなく，アン人形が隠しかえた箱を示した。もちろん正答は，サリーが以前隠したバスケットである。このテストは「サリー–アン課題」といわれている。

D. 健常児での写真課題

ザイチック Zaitchik,D.（1990）は写真に写った像を推測することと，人が考えている内的な像を推測することとを，いくつかの実験で3歳から5歳の子どもにたいして比較した（Zaitchik,D. : When representations

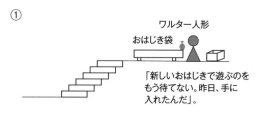

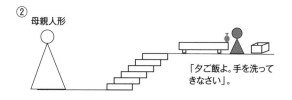

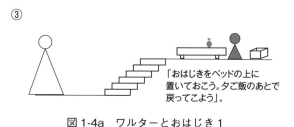

図 1-4a　ワルターとおはじき 1

conflict with reality : The preschooler's problem with false beliefs and "false" photographs. *Cognition*, 35, 41-68, 1990)（図 1-4a 〜 c）。

　たとえば，誤信念課題の人形劇では，ワルター人形が二階の彼のベッドルームにいる。母親人形は一階にいる。ワルター人形はおはじきの袋をもって，「新しいおはじきで遊ぶのをもう待てない。昨日手に入れたんだ」という。母親人形が「夕ご飯よ。手を洗ってきなさい」という。ワルター人形は「おはじきをベッドの上に置いておこう。夕ご飯の後で戻ってこよう」といって，手を洗うために去る（図 1-4a）。そこへ母親人形が入ってきて，「しようがない子ね，いつもおもちゃをその辺に散らかすんだから。おはじきをおもちゃ箱にしまっておこう」といって，

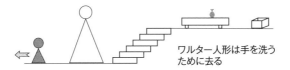

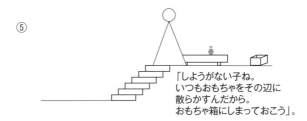

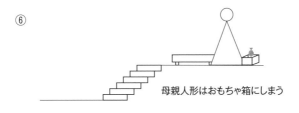

図1-4b　ワルターとおはじき2

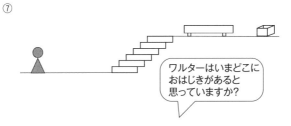

図1-4c　ワルターとおはじき3

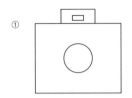

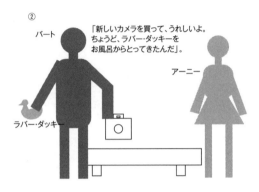

図 1-5a　ラバー・ダッキー課題 1

おはじきをおもちゃ箱にしまう（図 1-4b）。

そして被験者の子どもに「ワルターはいまどこにおはじきがあると思っていますか？」とたずねる（図 1-4c）。

写真課題ではたとえば，子どもの前で役者が寸劇を見せる（図 1-5a〜 c）。子どもにはポラロイドカメラがどのように写真を撮れるか，あらかじめ理解してもらっている。

バートとアーニーがポラロイドカメラをもってステージにいる。バートが「新しいカメラを買ってうれしいよ。ラバー・ダッキーの写真を撮ろう。ちょうどラバー・ダッキーをお風呂からとってきたんだ，ベッドの上に置くよ」といって，ラバー・ダッキーをベッドの上に置いてカメラの窓をのぞきながらシャッターを押す。アーニーが「私疲れてるわ。

第1章 「心の理論」を考える　11

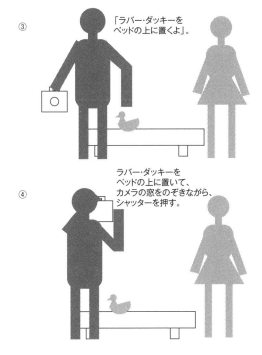

図1-5b　ラバー・ダッキー課題2

ラバー・ダッキーをベッドからおろして，元のお風呂に戻そう」といって，ラバー・ダッキーをお風呂に戻す。

そして被験者の子どもに「写真のなかではラバー・ダッキーは，どこですか？」とたずねる。

先の誤信念課題よりも，後の写真課題が易しいと推測していた。しかし驚いたことに，誤信念課題よりも写真課題が易しいということはなかった。実験によっては誤信念課題のほうが写真課題よりも易しかった。

E. 自閉症児での写真課題

リーカム Leekam,S.R. とパーナー Perner,J. (1991) は，ザイチックの

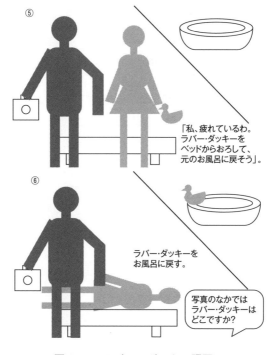

図1-5c　ラバー・ダッキー課題3

　行った実験を多少変更して，写真課題（図1-6）と誤信念課題（図1-7）とを自閉症児と健常の3，4歳児に行った（Leekam, S.R., Perner, J.: Does the autistic child have a metarepresentational deficit? *Cognition*, 40, 203-218, 1991）。

　写真課題はつぎのようなものである。

　赤い服を着たジュディー人形のポラロイド写真が撮られる。写真が現像されているあいだに，人形の服は緑色に変えられる。

　できあがった写真を見せられる前に，子どもは「写真のなかの人形の服は何色か」とたずねられる。

　この問題に正しく答えられる能力が，たとえばつぎのような類似した誤信念課題に答える能力と比較された。

　誤信念課題では，写真課題の赤い服を着たジュディー人形に加えて，

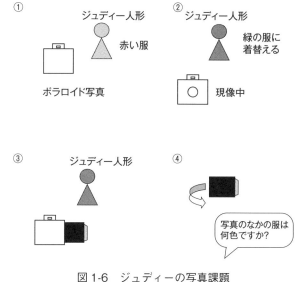

図 1-6　ジュディーの写真課題

スーザン人形がいる。スーザン人形がジュディー人形のベルトを取りにいくために去る。その後ジュディー人形は緑色の服に着替える。

　スーザン人形が戻る前に，被験者の子どもは「スーザンはジュディーが何色の服を着ていると思っていますか」とたずねられる。

　健常な 3, 4 歳児には二つの質問の困難さは同程度だった。しかし，自閉症児は，写真課題ではほとんどなんの問題もなく答えられたのに，やはり誤信念の課題で困難だった。

F. 健常児と自閉症児とのちがい

　この実験結果は，非常に興味深いことを示唆している。

　健常児にとって，写真課題はかなり難しい課題に属し，誤信念課題は比較的易しい課題となっている。それに対して自閉症児では，写真課題は易しい課題であり，誤信念課題はきわめて難しい課題となっている。

　問題点を整理してみる。まず，

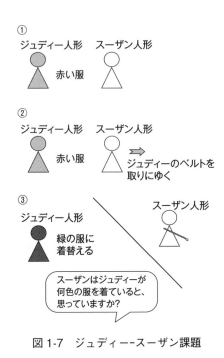

図1-7　ジュディー-スーザン課題

1. 健常児は，写真課題を，どのように解いたか。
2. 自閉症児は，写真課題を，どのように解いたか。
3. 健常児は，誤信念課題を，どのように解いたか。
4. 健常児では，写真課題と誤信念課題の解き方の発達はどちらが早いか。
5. 自閉症児は，写真課題と誤信念課題の解き方の発達はどちらが早いか。
6. サリー-アン課題を，20％の自閉症児は正解した。どのように解いたのだろうか。

「1. 健常児は，写真課題を，どのように解いたか」ということについては，カメラの仕組みから，論理的に推論して解いたと思われる。

これは、「2.　自閉症児は、写真課題を、どのように解いたか」ということにも当てはまるだろう。年齢の高い、知的能力を健常児に近づけた高機能自閉症児でも、同じように、カメラの仕組みを理解したうえで、論理的に答えを出したと思われる。

　「3.　健常児は、誤信念課題を、どのように解いたか」ということについては、ここでも「誤信念課題」の代表である「サリー–アン課題」でいわれたことが当てはまるだろう。そこでは、健常児と知的能力の近い高機能自閉症児が比較された。そして、健常児がはるかに優れていた。バロン–コーエンらは、健常児では「心の理論」でスムーズに解けるが、自閉症児では、「心の理論」の発達が障害されているので、解くのが困難であったといった。このことは、上記の実験でも再確認されている。

　「4.　健常児では、写真課題と誤信念課題の解き方の発達はどちらが早いか」ということについては、上記の「写真課題」と「誤信念課題」では、健常児はほぼ同等の困難さを示したとある。「写真課題」を解く推論能力と、「誤信念課題」を解く「心の理論」を用いる推論能力の発達が、実験の対象とされた3、4歳児では、どちらが早いかとはいいがたく、ほぼ同等だったのだろう。

　「5.　自閉症児は、写真課題と誤信念課題の解き方の発達はどちらが早いか」ということについて考える。自閉症児は、「写真課題」ではほとんど問題がなかったのに、「誤信念課題」では困難に陥った。このことからも、「写真課題」を解くための推論能力と、「誤信念課題」を解くための「心の理論」を用いる推論能力には、自閉症児では発達に大差があることになる。

　もし、健常児も自閉症児も、同質の推論で、両方の課題を解いていたとすれば、健常児に困難さの差がほぼなかったように、自閉症児にも差がないだろう。ところが、自閉症児では明らかに差が見られた。

　これらのことから、「写真課題」を解くための推論能力と、「誤信念課

題」を解くための「心の理論」を用いる推論能力とは，質的にまったく異なるものであることがわかる。プレマックらは「心の理論」を推論だというが，少なくとも「写真課題」で用いられるたぐいの推論ではないのは確かだろう。そして，自閉症児では「心の理論」を用いる推論能力の発達が障害されている。

「6. サリー−アン課題を，20％の自閉症児は正解した。どのように解いたのだろうか」ということについて考える。

ひとつ考えられるのは，20％の正解した自閉症児たちは，「心の理論」を用いる推論能力を獲得していて，残りの80％がまだ獲得していないという解釈である。

もうひとつ考えられるのは，20％の正解した自閉症児たちも，「心の理論」を用いる能力をやはり獲得しておらず，やはり「写真課題」を解いたような推論能力を複雑に駆使しながら解いたという解釈である。

どちらの解釈が正しいかは，にわかには決しがたい。後の可能性について考えてみる。

G. 「心の理論」は論理的推論ではない

バロン−コーエンらの「サリー−アン課題」では，80％の自閉症児が正解できなかったが，20％は正解した。すると，正解した自閉症児は，「心の理論」で解いている可能性もあるが，複雑な「推論」で誤信念課題を解いている可能性もある。

写真課題と誤信念課題を論理的推論で解いてみる。

まず，写真課題を考える（図1-8）。カメラのなかにある像というのは，あくまで「現在」のことである。子どもたちは「現在の事実」を問われている。過去にその像を得たが，事実として現在，カメラのなかにある像の状態が問われている。写真課題は，推論は2プロセスですむ。

1. まず現在のカメラのなかを推論する。

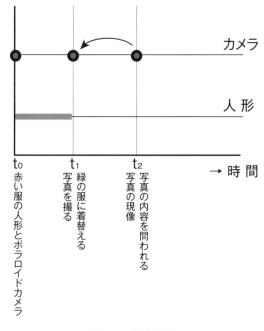

図 1-8　写真課題

2. つぎに現在のカメラのなかの像を得た時点の状況を推論する。

しかし，誤信念課題の推論は，4プロセスを必要とする（図 1-9）。

1. まず現在の人形の心のなかを推論する。
2. つぎに現在の人形の心のなかから，過去の人形の心のなかを推論する。
3. そして鍵となる状況を知っているかいないのかを判断しなければならない。
4. もし状況を知らなければ，知らない状況情報を無視して，さらにもう一段過去の状況情報をとりいれなければならない。

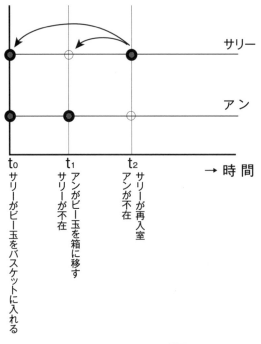

図1-9 サリー－アン課題

このような操作をしなければ結論が得られない。

推論するプロセスが，誤信念課題のほうで複雑になっている。

後にバロン-コーエンは，もっと複雑な誤信念課題で，「サリー－アン課題」で正解した自閉症児も失敗することを見いだした。この複雑な誤信念課題は，「心の理論」を用いて解いても，それなりに難しい。が，推論を用いて解こうとすると，おそろしく複雑な推論プロセスとなる。断定はできないが，「サリー－アン課題」を通過する自閉症児は，おそらく上記のようなものか同種の推論で正解に達しているとも思われる。あるいは，「心の理論」が使えているのかもしれない。

2. 「心の理論」は立体的な視点取得の能力か

A. ピアジェの「自己中心性」

　自閉症児が獲得困難で，健常児ではある段階でたやすく獲得してしまう「心の理論」というのは，いったい，どういうものなのだろうか。

　子どもは自己中心的であるといわれる。自分を中心に太陽が回っているというような，天動説的な見方をしている。やがて発達とともに自分は多くの惑星のなかのひとつにしかすぎないという地動説的な見方にかわる。「人の立場に立ってものごとを見なさい」と，親や先生にいわれる。他人の位置に立ってものごとを見る能力である。

　ピアジェ Piaget,J. は子どもの「自己中心性 egocentrism」をとなえた。よく知られているピアジェの思考発達段階説によれば，操作の発達にしたがって次の 4 つの段階に分けられる。

1. 感覚運動期（0 ～ 2 歳）

　感覚と運動が表象（イメージ）を介さずに直接に結び付いている時期で，感覚と運動を共応させながら，外界の事物を認識したり適応したりする。

2. 前操作期（2 ～ 7 歳）

　シンボル（象徴）による思考は可能になり，ごっこ遊びのような記号的機能が生じる。しかし，知覚体制に左右され，論理思考は見られない。他人の視点に立って理解することができない。自己中心性の特徴をもつ。

3. 具体的操作期（7 ～ 12 歳）

　数や量の保存概念が成立し，論理の筋道に従って物事を考えられるが，まだ具体的立場に現存する対象にしか応用できない。また，可逆的操作も行える。

4. 形式的操作期（12歳以降）

形式的，抽象的操作が可能になり仮説をたて演繹的思考ができるようになる。

「自己中心性」とは，「前操作期」に見られる一般的思考様式で，客観的現実と主観的現実とを区別することができず，視点を変えて考えることのできないこと，他人の立場に立って考えることのできないことをいう。この用語が利己主義などと混同されやすいために批判を受け，後にピアジェは「自己への中心化 centering on the self」という表現を用いるようになったという。

ピアジェによれば，子どもが7歳前後から12歳前後までの「具体的操作期」になると，その思考は具体的操作によって特徴づけられる。見かけに左右されない論理的思考が可能となる。たとえば，「AはBより重い」「BはCより重い」といった情報から「AはCより重い」と推論できるようになる。しかし，純粋に論理的な関係での推論を行うことはできない。あくまでも現実の具体物によって考える。実際に物を動かしたり，指で数えるといった「具体的な行動」によって論理的な思考が可能となる。

また，「前操作期」の特長である「自己中心性」にとらわれなくなる。「前操作期」には，子どもは自分だけの見方で物を見て，一つの見方だけを中心としていた。思考が対象の知覚情報にもとづいて，一つの次元，一つの視点に限定されていた。それが，操作的に変換できるようになり，複数の次元の組み合わせ，複数の視点をとることが可能になる。さまざまな見方を調整し統合し，客観的な物の見方ができるようになる。「前操作期」から「具体的操作期」へと移行するときに，「自己中心性」を脱する。これをピアジェは「脱中心化 decentering」といった。

B.「三つの山問題」

　ピアジェ Piaget,J. とインヘルダー Inhelder,B. は立体的空間認識の発達を調べた。そのなかに，有名な「三つの山問題」がある。以下，子安による説明を要約する（子安増生：*幼児期の他者理解の発達−心のモジュール説による心理学的検討.* 京都大学学術出版会，京都，1999）（図 1-10）。

　被験者は 100 人の子どもで，4 歳〜6 歳 6 ヶ月が 21 人，6 歳 7 ヶ月〜8 歳が 30 人，8 歳〜9 歳 6 ヶ月が 33 人，9 歳 6 ヶ月〜12 歳が 16 人であった。

　三つの山はボール紙でできており，1m 四方の台座の上に高さ 20 〜 30cm で立っている。それぞれの山は少し色が異なっており，またひとつの山の頂上には小さな家があり，別の山の頂上には十字架が立っている。もうひとつの大きな山は高くて上のほうは白い雪で覆われ，斜面にジグザグの道や小川があり，位置によってはそれが見える。

　子どもたちは，20×28cm の大きさの 10 枚の絵を見せられる。これらはさまざまな位置から見た山の絵を描いた絵で，色も十字架や家も細部にわたってきちんと示されている。また，三つの山と同じ形，同じ色をしたボール紙製の模型の山も用意される。さらに，身長 2 〜 3cm の木製の人形が用いられる。

　三つのタイプの質問がなされる。方法 1 は，子どもが手前の位置に座り，90 度ずつ違う位置から見える様子を，別に用意したボール紙製の三つの山を用いて再構成する。子どもが座る位置を変えて，同様のことが行われる。

　方法 2 は，人形を異なった 4 〜 5 ヶ所の位置に置いて，それぞれについて人形の位置から見えるものともっとも近い絵を 10 枚の絵から選ばせる。

　方法 3 は，子どもが絵を 1 枚選び，それと同じ景色が見える地点に人形を置く課題である。

　結果はつぎのようであった。反応の内容によって，Ⅰ，Ⅱ，Ⅲ の 3 段階に区別され，さらにそれぞれの段階が A と B，つまり ⅡA，ⅡB など

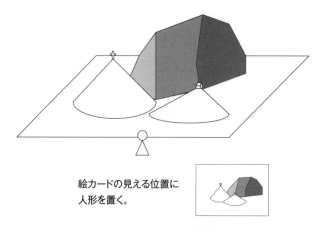

図1-10　三つの山問題

と下位分類がなされる。

　段階Ⅰ（4歳未満）は，問題の意味を理解しなかったので報告もなされなかった。

　段階Ⅱ（4〜7歳）のⅡAでは，子ども自身の視点から見える風景をそのまま再現した。ⅡBでは子ども自身の視点と別な視点とを区別しようとするが，まだうまくいかない。

　段階Ⅲ（7〜12歳）のⅢAは7〜9歳くらいで，山の前後と左右の関係に注意を払うようになる。だが，その複雑な関係に迷わされることが多い。ⅢBは9〜10歳ごろ以上の子どもたちで，課題に正しく答えられるようになった。

　このことについては数多くの追試が行われた。そして子どもは3, 4歳になるまで，あるものが異なった視点から，ある人にどのように見えているかを理解することができないといわれている。

C.「心の理論」と視点変換能力

　「心の理論」を，実際に他者の位置へ行って見るのではなく，頭のなかで仮想的に立体的な空間移動をして，その位置からものごとを見る能

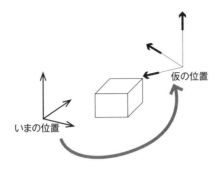

図1-11 仮想的な視点変換

力とも考えられる（図1-11）。一種の仮想的な座標変換能力のようなものと考えてみる。

先に述べたように，ウィマーとパーナーの実験で，健常児のばあい，4ないし6歳で「心の理論」が獲得されるという。もし「心の理論」が仮想的な立体的視点取得の能力によるのであれば，健常児が3，4歳になるまで，あるものが異なった位置にいる人に，どのように見えているかを理解することができないということと，つじつまがあう。

D. 自閉症児における視点取得の問題

ホブソン Hobson,R.P. は自閉症児の自己中心性について調べた。たとえばつぎのような課題を行った（Hobson,R.P.: Early childhood autism and the question of egocentrism. *Journal of Autism and Developmental Disorders*, 14, 85-104, 1984）（図1-12）。

周辺に10個の穴を開けた45×30cmのペグ・ボード（木釘差し盤）を前にして，被験者の子どもと検査者がすわる。少し大きめのマッチ箱を二つ，やや中央に置く。小さな人形を二つ用意して，ひとつを探索者として穴に差す。子どもにもうひとつの人形を渡して，それを探索者に見つからないような箇所の穴に差すように指示する。この課題では，人形の視点に立って，マッチ箱の陰に隠れるということをしなければなら

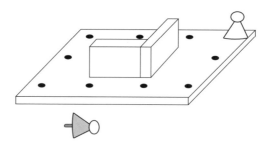

図1-12　自閉症児における視点取得

ない。
　健常児と比較して，自閉症児に関して特に欠損はなかったという。

E.「心の理論」は立体的な視点取得の能力ではない

　「心の理論」が一種の「視点取得の能力」だったなら，自閉症児でも「視点取得の能力」は障害されていると考えられる。ところが，この実験から，自閉症児では「視点取得の能力」が障害されていないことがわかる。
　そうすると，「他者の考えを推測する」という「心の理論」と仮想的な立体的視点取得ができることとは，異なった能力と考えられる。なぜなら，自閉症児は「心の理論」を必要とする課題ができにくいのに，仮想的な立体的視点取得は簡単にできるからである。

F.「心の理論」は1歳以前にすでに萌芽的にある

　マンディー Mundy,P. らは「共同注意スキル」を自閉症児について調べた〔Mundy,P., Sigman,M., Kasari,C.: A longitudial study of joint attention and language development in autistic children. *Journal of Autism and Developmental Disorders*, 20, 115-128, 1990.〔高木隆郎・M. ラター・E. ショプラー　編：*自閉症と発達障害研究の進歩 2002/Vol.6*（pp.27-36）．星和書店，東京，2002〕〕。物を指し示したり，物を他者に示すなどの習慣的ジェス

チャーを「共同注意スキル」といい，このような共同注意スキルは，おおむね 1 歳以内に出現する。そして平均暦年齢 44.9 ヶ月の自閉症児を，言語年齢が対応する精神遅滞児と，精神年齢が対応する精神遅滞児とで比較すると，共同注意に関して自閉症児では有意に少なかったという。

　自閉症児の母親から，指差しがなかったなどとよく聞く。これは正常では 1 歳以前に現れる行動で，これがないとすると自閉症児ではすでにこの時点でなんらかの通常の発達から逸脱したことが起こっていると推定される。

　指差しは 1 歳になるまでに出現する徴候である。指差しは，相手の視線を自分の指定する方向に向けさせるために行う。相手の視線には相手がその方向の物を見るという意図があることを知っているから，可能になる。そしてその指差しの結果として，相手の視線がいまなにを見ているかを予測しなければならない。相手の意図を予測しなければならない。相手の意図を察していると考えられる。すでに「心の理論」が始まっている。

　1 歳になる以前にこんなことがあったという興味深い経験を，後にアスペルガー障害と診断された男児の母親から聞いた。それは，一人っ子であったので気づかなかったが，あるとき知り合いのほぼ同月齢の子どもを「しばらく抱っこしていて」と頼まれて，抱っこしたときのことだった。「なんと抱っこしやすいのだろう」ととても驚いたという。自分の子どもの抱っこを当たり前だと思っていたので，「子どもを抱っこするのがこんなに楽なんだ」とは思わなかった。「ということは，うちの子はとても抱っこしにくい子だということか」と気づいたという。

　さらにその母親はこういった。子どもを抱っこしやすいというのは，母親が抱っこするときに，子どものほうで抱っこされることを予測して，あるいは抱っこされたとたんに，抱っこされやすい姿勢をとっているということなんだ。うちの子は，それをしないから抱っこしにくいんだ，と。

抱っこされやすい姿勢をとるということも，抱っこしようとしている母親の意図を察していなければならない。これもすでに「心の理論」がはじまっているということだろう。

したがって，誤信念課題でテストされるような「心の理論」は 4 歳から 6 歳のあいだに獲得されるというが，その萌芽的なものは 1 歳までにあると考えられる。その発達が自閉症児では障害されているのだろう。

第2章
自閉症の諸症状を
感覚過敏から説明する試み

1. 感覚過敏について

　2013年，DSM-5が出版され，広汎性発達障害が自閉スペクトラム症（自閉症スペクトラム障害）にまとめられ，診断基準の一項目に，新たに次のようなものが加わった。

B. 4. 感覚入力に対する反応亢進か低反応，または環境の感覚的局面における通常でない関心（たとえば，痛み／温度に対する明らかな無関心，特異な音や布に対する敵意のある反応，過剰な臭い嗅ぎや物を触ること，光や動きをともなう視覚的魅惑）

　自閉症において，感覚過敏が以前から指摘されていたが，診断基準の一部にも加えられることになった。

2. フリスの中心性統合の障害説

　自閉症研究で有名なフリス Frith,U.（Frith,U.: *Autism: explaining the enigma*, Basil Blackwell, Oxford, 1989.［冨田真紀・清水康夫 訳：*自閉症の謎を解き明かす*．東京書籍，東京，1991]）はその根本的な障害を「中心性

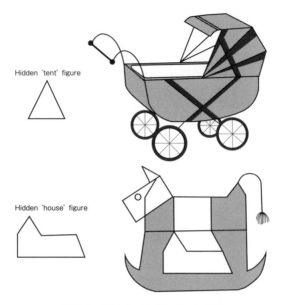

図2-1　埋め込み図形テストの例

統合の障害」という概念にまとめた。フリスによれば，自閉症児が得意とする課題があるという。それはたとえば「埋め込み図形テスト」(図2-1) で，自閉症児は健常児よりも素速く課題を達成する。フリスのあげているのは，一種の隠し絵であるが，一定の絵柄のなかに隠された図形を見つけだすのが，健常児より自閉症児のほうが得意だということがわかっている。

　この理由として，フリスは「中心性統合」という考えをもちだす。健常者では全体をとりまとめて意味づけて知覚している。全体の一貫した意味づけにとらわれすぎている。ひとつの意味という中心へととりまとめようとしすぎる。そのため，かえって部分が見えなくなる。

　それにたいして，自閉症児ではこの「中心性統合」が弱いという。全体をとりまとめる力が弱い。「中心性統合」が弱いがために，逆に部分を見つけることが容易になる。

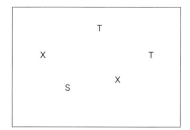
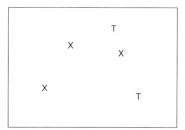
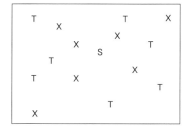
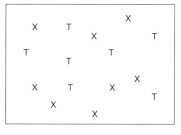

図2-2　自閉症の中心性統合の障害説に反するプレイステッドらの実験

3. プレイステッドの注意の幅

ところがプレイステッド Plaisted,K. ら（Plaisted,K., O'Riordan,M., Baron-Cohen,S. : Enhanced Visual Search for a Conjunctive Target in Autism : A Research Note, *Journal of Psychology and Psychiatry*, 39, 777-783, 1998）は，自閉症児で中心性統合が弱いために，埋め込み図形テストのようなもので，優秀な能力を発揮するというフリスの理論と矛盾する実験結果を示した（図2-2）。

それはディスプレイ上の同じ大きさの赤色か緑色のX, S, Tの文字によって行われる。たとえば，被検者は，複数の緑Xと複数の赤Tがあるなかで，ひとつの赤Sを探すという課題が与えられる。緑Xがいくつもある。そして赤Tという妨害のあるなかで，赤Sを探さなければならない。

こういう実験で，自閉症児は課題で文字数が多くなり課題が困難にな

ればなるほど，健常児より反応が速くなった。つまり課題が困難になればなるほど，健常児より自閉症児のほうが優っていた。

この実験は，複数の文字が意味のある全体をなしていないので，全体をとりまとめなければ課題を達成できないということがない。全体の意味というのは関係ない。フリスのいう「中心性統合」をしなくてもよい。要は細かいものを見きわめるのが，自閉症児のほうが得意だということだろう。したがって「埋め込み図形テスト」で自閉症児が優っていたのは，「中心性統合」が弱いからではなく，細かい差を見分ける力が自閉症児で優っているからと考えられる。プレイステッド〔Plaisted,K.C.：Aspects of autism that theory of mind cannnot explain. In Baron-Cohen,S., Tager-Flusberg,H. & Cohen,D.J.(ed.) *Understanding other minds: perspectives from Developmental Cognitive Neuroscience. Second Edition*(pp.222-250). Oxford University Press, Oxford, 2000〕は「注意の幅が狭い」のだといっている。

この実験は，細かい差を見分ける力が自閉症児で優っているからと考えられる。プレイステッドは「注意の幅が狭い」のだという。これは「感覚過敏」のために，感度が高い，弁別力がよいともいえる。

4. 自閉症では感度が高い

自閉症では，細かい差を見分ける力が優っている。プレイステッドは自閉症では「注意の幅が狭い」という。このことは自閉症では「弁別力が高い」といっても変わらない（Yamamoto,A.：Der frühkindliche Autismus aus der Sicht der Husserlschen Phänomenologie. *Fundamenta Psychiatrica*, 11, 101-106, 1997）。狭い範囲に注意をこらすから，弁別力が高くなる。

狭い範囲しか見ないので，全体を見ることができない。したがって，

第2章　自閉症の諸症状を感覚過敏から説明する試み　31

全体を見ることに弱点があるとする「中心性統合の障害」とする説をも含むことになる。

　「弁別力が高い」ので，細かいところにとらわれすぎて，全体を見ることができないともいえる。「木を見て森を見ず」のような状況となる。

　自閉症では「感度が高くて」「弁別力が高い」とすると，自閉症のさまざまな症状も理解できるようになる。

5.　カナーによる自閉症の記述

　カナー Kanner,L. は教科書（*Child Psychiatry*, Fourth Edition, Charles C Thomas·Publisher, Springfield U.S.A., 1972.［黒丸正四郎・牧田清志　訳：*カナー児童精神医学 第2版*. 医学書院，東京，1974]）で，「早期幼児自閉症」について次のような症状を記している。記述は多少，変更した。

A.　人生の初期から，人や状況に対して，ふつうの方法でかかわりをもつ能力の障害

　対人的疎通性に欠け，感情的接触ができない。親によって，「自分独りで満足している」「貝のようだ」「ひとりにしておくと，いちばん幸福そうだ」「あたかも傍らに人がいないかのように振る舞う」と表現される。どの例も，引きこもり，孤立し，外界から来るあらゆるものを受けつけない。呼びかけても反応しない。視線が合わない。自分勝手に振る舞い，他の子どもと遊ぶことがない。独り遊びを好むなどのいわゆる自閉症状を呈する。

B.　コミュニケーションの目的のために言語を使用することができない

　患児の 2/3 は話すようになるが，残りは生涯，話をしない。たとえ言

語をもっていても，その言語は数年のうちに他者に意志を伝える能力を失う。言語のもつ人間相互間の意志疎通と機能に関するかぎり，言語を話す患児もことばをもたない患児も根本的には違いはない。

　文章が形成されても，たいていは単語の組み合わせをくり返すだけである。ときにこちらのいったことをくり返す反響言語も見られる。ひとりしゃべり，人称の倒錯などの異常も見られ，全般的に，言語の社会的使用の障害が見られる。

C. 同一性保持のための強迫的願望

　変化を極端に嫌い，同じ状況に固執する。たとえば，散歩はつねに同じ定められたコースをたどらねばならない。毎日の生活行動の順序にこだわる。部屋の家具類はいつも同じ配置になっておらねばならない。それが少しでも変わると，非常にそれを嫌う。積木やビーズ玉などもひとつの決まった方法で片づけられていて，いつでも決まった一定の方法で片づけないと気に入らない。この点についての記憶はすばらしい。数日たってからでも，同じように同じ方法でする。

　また，電灯を点滅したり，便所の水洗の水を流したりするような常同的・反復的行動に熱中する。

　このような同一性保持欲求や行動様式が妨害されると，爆発的な怒りを起こしたり，パニック様の混乱状態に陥る。

D. 品物に対する異常な執着

　対人関係を忌避する反面，品物にはどの子も興味をもつ。どの子どももまず部屋に入ってくると，そこにいる人間にはいちべつの視線も払わず，ただちに積木や玩具などのところへ向かってゆく。

　普通の子どもが興味をもつ遊具に対する関心は乏しく，台所用品や棒きれ，ひもなどをもてあそぶ。時計，扇風機などメカニカルなものに興味を示し，テープレコーダーを巧みに操作したりする。

E. 良好な認知能力

　聡明そうな顔貌をしており，物の所在，カレンダー，時刻表などについてすぐれた機械的暗記力を示す。

　しかし，この点については，必ずしもすべての早期幼児自閉症児に見られるわけではないと，後に異論が出されている。

6. 同一性保持のための強迫的願望

　たとえば，自閉症で観察される同一性保持の傾向，強迫については，「弁別力が高い」からだとすると別様に解釈される。自閉症児・者は「弁別力が高い」ので，微妙なちがいを見分けることができ，毎回ことなった知覚をしているのではないか。強迫とか常同とかとわれわれがいうのは外見から見た先入観で，弁別力の低いわれわれの誤解かもしれない。誤解にもとづいて，自閉症児・者は同じことをしているとわれわれが思いこんでいるのかもしれない。知覚が毎回，異なったものであるならば，彼らは自分の行動にあきない。

　もしかしたら，われわれにはまったく同一と思われる知覚にしかすぎないものなのに，「弁別力が高い」ため，ほんの少しの微妙なちがいに気づき，それを楽しんでいるのかもしれない。あるいはわれわれには常同としか思えないような極端なやりかたでしか，彼らは現象の変化を不安なしに受けいれることができないのかもしれない。

　また自閉症児・者はしばしば変化をきらう。彼らは「弁別力が高い」ため，細部においてまでまったく一致してはじめて，同一と判断する。自分の物などが，まったく同じ場所に同じ状態にあることを望む。彼らの目の前の物が記憶とほんの少しでもちがっていると，彼らは同一と判断できない。そして不安を引き起こすのだろう。それでわれわれには彼

らが変化を嫌うように見えるのだろう。

7. 良好な認知能力

自閉症児・者の非常な記憶のよさもよく指摘される。

われわれにしてみれば強迫行為や常同行為であることを自閉症児・者はやっている。彼らはそうやっているとき，毎回のこれらの知覚を比較し同一化するのに支障があるのであるから，この世を生きてゆくためには，その都度ごとの知覚を異なったものとして記憶しなければならない。感度が高い，あるいは弁別力が高いと，われわれには同じように見えても，自閉症児・者は違った知覚として処理しなければならなくなる。もし自閉症児・者がこのような困難な人生を歩んでゆくならば，彼にある種の特別な記憶力の代償肥大が起こってくることになる。

健常人は意味のある同一化によって記憶の労力を節約している。こうしたときには特別な記憶力を発達させることができない。そしてわれわれは自閉症児・者の特別な能力に驚いてしまう。

第3章
症例 C──ことばのほとんどない
自閉症児がごく簡単な会話をするまで

　カナーのいうように，患児の2/3は話すようになるが，残りは生涯，話をしない。たとえ言語をもっていても，その言語は数年のうちに他者に意志を伝える能力を失う。ここで言語獲得の問題を考察するために，症例を呈示する。

1. 症例 C

　この症例研究は，市川友里恵，黒川淳実，松村幸裕子との協同による。

　4年8ヶ月，89回に渡って，通常の受容的な遊戯療法に加えて，「共感的模倣」と名づけた方法を交えた遊戯療法を行った。「共感的模倣」というのは，対象児のことばをイントネーションまで含めて厳密に治療者が模倣し，コミュニケーションを確実にする方法である。治療者による模倣は，アクスライン Axline,V.M.（*Play Therapy*. Houghton Mifflin Co., Boston, 1947.［小林治夫 訳：*遊戯療法*. 岩崎学術出版社，東京，1972]）による遊戯療法の基本原則のなかにもあるが，それをさらに強調したものである。そして，ことばのほとんどない自閉症児が，意味のあるごく簡単な会話をすることが可能になった。

【症例】C，自閉症男児，7歳2ヶ月，小学校2年生，通常学級と養護学級に在籍。

【主訴】プレイセラピーの希望。

【生育歴および病歴】妊娠中はとくに異常なく，満期だったが，切迫仮死で吸引分娩で産まれた。出生時体重は2,744gだった。運動発達はほぼ正常で，1歳ごろにはバイバイをし，名前をいうと「はい」と返事し，「ママ」といった。目が合っていたのに，だんだんと目が合わなくなり，1歳3ヶ月で，「ママ」といわなくなった。1歳半のときに健診で，発達相談の先生に相談した。発達の遅れを促す教育を勧められ，3ヶ月通った。1歳7ヶ月のときに，療育センターで発達検査を受け，「自閉症の傾向がある」といわれた。2歳ごろから支援センターに1年間通い，その後，普通の保育園に3年間通った。

地域の小学校に入学し，算数，国語は養護学級で，あとは原学級で授業を受けている。

このごろは，「テ，テ，テ」くらいはいって，手差しや手を引っ張る。指差しもする。エコラリアもあまりない。口の形の真似はする。船を見せると「う……え」といったりはする。手をひらひらさせる。ぴょんぴょん跳ねる。両手を自分の顔の前で凝視する。うつ伏せに寝ころび，腰を揺らして金魚のような運動をする。

パニックはたいしたことはなく，怒ることがあるくらい。車，バイクが好きで，とくにタイヤが好き。スケジュールはよく覚えている。他傷はある。自傷はない。聴覚過敏がある。偏食はしないが卵が苦手。

【検査結果】

5歳7ヶ月，新版K式発達検査2001

姿勢運動3:1（DQ55），認知適応2:4（DQ42），言語社会1:9（DQ31），全領域2:1（DQ37）

CARS得点30点（中軽度自閉症に位置する）。

8歳2ヶ月，新版K式発達検査2001

姿勢運動 3:1（DQ38），認知適応 3:3（DQ40），言語社会 1:11（DQ23），
全領域 2:7（DQ32）

【治療経過】X 年 6 月から X+1 年 12 月まで，計 40 回，女子大学院
生，市川が担当した。

第 1 回：X 年 6 月 23 日

ドアの外で入りにくそうに部屋のなかを見渡し，靴を脱いで入る。母
親から預かった時計（回転式のタイマーの一種で，時間設定してスター
トさせると，だんだんと赤い矩形部分が減ってゆく仕組みになってい
る）を見せ，治療者が「この赤いのがなくなったら終わりね」という
と，C は視線を合わせずうなづく。

ボクシングゲームに興味を示し，人形をつかんで左右に動かす。治
療者が「こうするのと違う？」と隣で片方のマシンで遊んでみるが無
視する。ままごとの場所へ行き，C がジャガイモを治療者に差し出すの
で「くれるのありがとう」というと一度は手渡すが，その後「あっ，
あっ」といいながらまた自分で取り，頬に当てて感触を楽しむ。

ドアのところへ行き，ノブに手をかけながら治療者の顔をじーっと
見る。母親から預かった時計を見せ，「まだです。外はダメです」とい
い，ドアの鍵をかけて C をまた戻す。

第 3 回：X 年 7 月 4 日

怪獣のおもちゃをもって，C は「うぅう」という。治療者も「うぅ
う」と真似て，C はおもちゃの蛇の頭をもつ。C は「あぁ〜」といい，
治療者も「あぁ〜」という。

第 4 回：X 年 7 月 25 日

5 分ほど車で遊び，ソファーに腰掛けに行き，すぐに立って，隣の積
み重なったブロックに登って，ブラインドの隙間から窓の外を見る。降
りるときには，C は「てて」といって，治療者の助けを要求する。

第 5 回：X 年 9 月 5 日

ミニカーで遊び「うううぇ〜ふぅ〜。あー」と C がいうので，治療

者も真似をする。すると嬉しそうにニコニコと笑っているが，顔は治療者のほうには向いておらず，視線の方向にある車が気に入って笑っているのかどうか，わからない。

第6回：X年9月12日

部屋に入る前，治療者が迎えに行くと，手をつないでくる。少し遊んでから，ドアのところへ行って，出たいことを訴えるので，治療者が「まだダメでーす」というと，2回ほど笑顔で抱きついてくる。

治療者の手を掴んで抱きついて，床に倒れこむように寝転び，少ししてから「てて」という。初めは何を要求しているのか治療者はわからなかったが，Cが両手を伸ばしたので，治療者に引っ張って起こしてほしいと思っているのではないかとわかる。

第8回：X年10月3日

ガサガサとおもちゃを漁って遊ぶ。ワニのおもちゃをもち，いろいろな物の匂いを嗅ぐ。急に走り出し，部屋を走り回る。ワニを治療者に見せ，「えいっあ〜」「ふ〜ん」という。「てて」といってドアを指差す。治療者が「まだよ〜」といって時計を触る。それから長い時間，時計と向き合っていた。

第15回：X+1年1月16日

ダンプカーの乗り物を一通り触ってから，椅子の上に両足で立とうとする。不安定なため治療者に「ててて」と支えを要求する。治療者も「ててて」といって手を握る。

第18回：X+1年2月13日

廊下で会ったとき，母親から「こんにちは，は？」と挨拶を促され，Cは「お，あ，あ，あん」という。治療者も「こんにちは！」と挨拶する。

第23回：X+1年5月17日

プレイセラピーの最中にトイレに行った帰り，ホールに立ち寄る。ガラス張りになっているところからしばらく外を眺めた後，治療者のほう

を向いて「ああ！」という。治療者は「ああ！　どうしたの？」というと，「あ，うん，ああ」といって両手を広げる。治療者はどうしたいのかわからず，「あ，うん，ああ」といい，身をかがめると，治療者の目を見て「あ゛，あ゛」という。治療者も「あ゛，あ゛！　なになに？　どうしたいんだろう？　わからないわ……」と困っていると，Cは「あ・っ・こ！　あ・っ・こ！」と，一言一言ゆっくりと発音した。一生懸命何かを伝えようとしているのが感じられた。「あ・っ・こ！　抱っこか！！」といいながら抱きあげる。Cは「うふふふ」ととっても嬉しそうに笑った。

第 27 回：X+1 年 7 月 10 日

砂場の近くに置いてあるダンプカーの座席に座る。治療者が支えるときに「せーのっ！」と声をかけると，Cも「えーのっ！」といって登ったので，治療者は驚いた。

第 30 回：X+1 年 8 月 25 日

プレイセラピーの後，母親との話の途中，Cは母親に寄ってきて「あ・え・う！」といって手をドアのほうにのばす。驚いて母親に尋ねると，最近「帰る」というようになったとのことであった。母親が「うん，『帰る』ね。少し待ってね」というと待つことができる。

第 31 回：X+1 年 9 月 4 日

母親の話では，自分から「い・あ・い」（痛い）とことばにできるようになってきた。帰りに自分から治療者に「あ・い・あ・と」（ありがと）といって手を握ってくる。

第 37 回：X+1 年 11 月 13 日

蛇のおもちゃをもったまま布団に寝転がり，蛇を伸ばしたり，振り回したりして遊ぶ。「へ・い」とCはいうので，治療者も「へ・い。へ・び」と返す。その後も，「う・う・あ・ん・！」（ウルトラマン），「い・おー・い！」（ひこうき），「え・ん・やっ！」（でんしゃ）というようにそれぞれのおもちゃをもちながら発音する。

第 41 回から第 74 回（X+2 年 7 月〜 X+4 年 2 月）まで 34 回，別の女子大学院生，黒川が担当した。

第 41 回：X+2 年 7 月 23 日

C がミニカーを手にもっているときに，「うぅ〜ああ〜」というので，治療者も真似た。治療者が後ろの部分が少し変わったミニカーをもちながら「これなんだろう？」と独り言をいうと，「う・う・あ」（車）といって教えてくれた。

第 42 回：X+2 年 7 月 30 日

ミニカー 3 台を滑らせて遊んでいた。「お・あ・い」（同じ），「う・う・あ」（車）というように楽しげに言葉を発していた。

第 46 回：X+2 年 10 月 1 日

並べられていた人形を手に取り，「みおり」（緑），「あいろ」（茶色）「てて」などといっていた。治療者もそれを真似た。

第 60 回：X+3 年 4 月 30 日

母親は「何か気に入らないことがあっても，最近は，家では『お・か・さ・ん』（お母さん），学校では『て・ん・て』（先生）と呼べるようになってきたので，小さなパニックが減ってきた」という。

第 67 回：X+3 年 10 月 15 日

プレイセラピーが終了して母親の前へ来ると，C は「ごあん」という。母親は「帰ったらご飯にしようね」という。C は「○○○○」（治療者は聞き取れなかったが，母親はわかったらしい）という。それにたいして母親は「今日は違うわ。今日は三色丼」と返す。「あん・おー・おん」と C がいうと，母親は「そう，三色丼。おっけー？」という。C は「おっえー」と返事して親指と人差し指で円を作り，オッケーサインを母親に送る。

第 75 回から第 89 回（X+4 年 3 月〜 X+5 年 1 月）まで 15 回，また別の女子大学院生，松村が担当した。4 年 8 ヶ月，計 89 回の治療経過となった。

41

第4章

乳幼児の言語獲得

1. 乳幼児の言語獲得

　乳幼児の言語獲得の過程について，サリヴァン Sullivan,H.S.
(*Interpersonal Theory of Psychiatry.* Norton, New York, 1953. ［中井久夫・
宮崎隆吉・高木敬三ほか 訳：*精神医学は対人関係論である.* みすず書房，東
京，1990］）はこのようにいっている。

　彼によれば，乳幼児は周囲の物や出来事にたいして，勝手気ままに名
づけているという。たとえば，自分が「あぁーっ」という声をあげたと
きに，たまたま母親がドアの向こうからやってきたとする。そうする
と，ドアの向こうから母親を出現させることを「あぁーっ」と名づけ，
そして，このことばがそういう力をもっていると考える。

　母親をドアの向こうから出現させるために，「あぁーっ」を叫ぶこと
を何回かやってみる。つねに失敗に終わったら，それを諦める。乳幼児
がこんなことをくり返しているという。そういう目で乳幼児を観察する
と，そう的外れでもないような気がしてくる。このような言語を，サリ
ヴァンは「自閉的言語」といっている。

　子どもが犬を見たときにいつも，周囲の者たちは「わんわん，わん
わん」とうるさくいう。そのうち子どもがようやく模倣して，「ワンワ
ン」といったとする。すると，周囲の者たちは大喜びで，「いま，わん
わんといった」といい，再び「わんわん，わんわん」とうるさくいう。

こうしてサリヴァンのいうところでは，乳幼児は強制的に暴力的に従わせられ，魔術的な力をもった自閉的言語を失い，共通の言語を習得するようになる。

2. 自閉症の言語獲得がなぜよくないか

自閉症で感覚過敏，特に聴覚過敏が指摘される。たとえば，乳幼児が高い声で「わんわん」というのと，父親の低い声で「わんわん」というのとが，通常の乳幼児では同一に取り扱えるのに，自閉症児では感度が高いために同一に思えないのかもしれない。

このような感覚過敏が同一化の妨げになっているのではないだろうか。自閉症児では敏感すぎるために，この同一化が言語習得の邪魔になっているとも考えられる。

3. 同一化促進としての共感的模倣

共感的模倣では，できるだけ子どもの音声に近い音声とイントネーションで模倣することにしている。ことばにおける同一化を妨げることが少ないようにしている。同一のことばを共有するようにしている。そして，言語獲得を促進させるようにしている。

4. コミュニケーションの道具としての言語

機能の高い自閉症児・者では，模倣によってかなり言語が習得できるのに，コミュニケーションの道具として用いない。ある程度，他の人び

ととと同じ意味まで理解できるのに，コミュニケーションしようとしない。青信号で渡り，赤信号で止まるというようなルールとしての言語は理解できるが，言語によって他者と考えをやり取りして遊んだり，人間関係を作ったりはしない。このことは，「心の理論」，相互主観性と関係があるように思われる。

5. 残された問題

カナーのあげた症状項目は，以下であった。

A. 人生の初期から，人や状況に対して，ふつうの方法でかかわりをもつ能力の障害
B. コミュニケーションの目的のために言語を使用することができない
C. 同一性保持のための強迫的願望
D. 品物に対する異常な執着
E. 良好な認知能力

C，Eは，「感覚過敏」，それによる「感度の高さ」「弁別力の高さ」から説明できると思われる。

Bについても，言語獲得のよくない自閉症児は，「感度の高さ」「弁別力の高さ」から同じように説明できる。が，言語が習得できているのに，コミュニケーションの道具として言語を用いない自閉症児は説明できない。上で述べたように，これは他者を「心」をもった人間として見なさないことと関係があると思われる。

また，人は「心」をもちながら，たえずその考えを変化させて生きている。変化するものは，「感度の高い」自閉症児には苦手である。同一

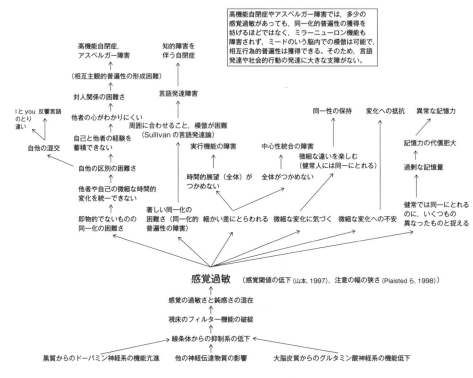

図 4-1 感覚過敏による自閉症の諸症状への説明

なもの，変わらないもので安心する。Dの品物に対する異常な執着も，変化しない品物なら，安心して関われることの表れと考えられる。「心」をもち，たえず変化する人間に対する興味がもてないことと，対極をなしている。

　そして，Aのふつうの人間関係をもてないことが，上記の残された問題とも関連し，もっとも重要で理解困難な課題をなしている。これを解決するためには，人間関係をもつ，他者の「心」を理解するということを解明しなければならない。

　A，B，Dの解明も，他者が「心」をもち，たえず変化しながら同一であるのをとらえるということに関係している。「感覚過敏」のために

自閉症児・者では，このことが把握しにくいということが，明確にできれば，解決できるだろう。もし，それが可能なら，ほぼすべての自閉症の症状が「感覚過敏」に由来することになる（図 4-1）。

第5章

ミラーニューロン

1. リゾラッティらの研究

　他者の行為を理解しているかもしれないニューロンがサルで存在することがわかった。これは「他者の理解」という問題を解明するうえで，重要なヒントになるかもしれない。

A. マカクザルのF5野

　イタリアのパルマ大学のリゾラッティ Rizzolatti,G. らは，1996年『前運動皮質における行為認識』（Gallese,V., Fadiga,L., Fogassi,L., Rizzolatti,G. : Action recognition in the premotor cortex. *Brain*, 119, 593-609, 1996）という論文を発表し，「ミラーニューロン」について初めて報告した。ここでは，2006年に『サイエンティフィック・アメリカン』で一般向けに述べられた記事，『他人を映す脳の鏡』と，必要に応じて原典も含めて紹介する（Rizzolatti,G, Fogassi,L., Gallese,V. : Mirrors in the Mind. *SCIENTIFIC AMERICAN*, November 2006. ［日経サイエンス2007年2月号，p.18-26]）。

　1996年ごろリゾラッティらは，マカクザルを用いて，ある特定の行為を実行するときのニューロンの活動パターンを調べていた。特に脳の運動皮質のF5と呼ばれる領域（図5-1）を研究していた。

　F5野は手や口の動きと関係があることが知られており，マカクザルをさまざまな状況に置きながら，F5野の個々のニューロンの活動を記

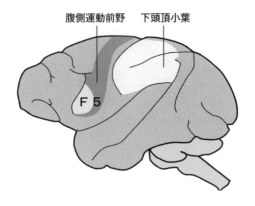

図5-1　サルの外側脳表面

録した。そして，オモチャや餌をつかむという特定の行為をするとき，それぞれの行為に対応して，異なったニューロン群が活動するのを観察した。

あるとき，サル自身が餌をつかんだときに反応したニューロンが，サルは餌をつかまずにいるのに，スタッフが餌をつかむのを見たとき，同じように，そのニューロンが活動したことに気づいた。

B. 行為の同一化

1996年のリゾラッティらの論文で次のようなことが示された(Gallese,V., Fadiga,L., Fogassi,L., Rizzolatti,G. : Action recognition in the premotor cortex. *Brain*, 119, 593-609, 1996)。その実験では，

(1) サルがトレイの上の干しブドウをつかむと，運動前野の手と口の動作に関わっているF5野のニューロンが顕著に活性化した。

(2) このニューロンは，実験スタッフが干しブドウをつかむのをサルが観察しているときにも強く反応した（図5-2）。

興味深いことに，上記の論文ではさらに，サルがトレイ上の餌をつか

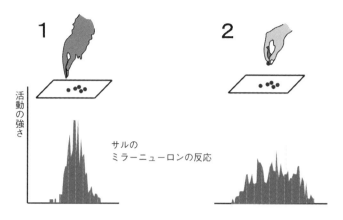

図 5-2　行為の同一化

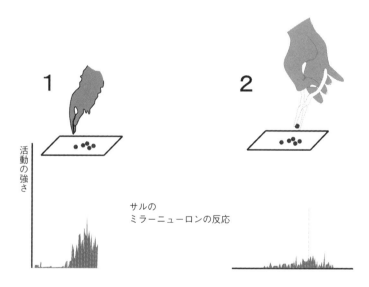

図 5-3　行為の同一化（ペンチとの比較）

むときと，実験者がペンチでもってトレイ上の餌をつかむときとが比較されている。明らかにペンチでつかむときの反応は低かった（図 5-3）。

　ある特定の行為を行っているのが，サル自身であろうが，ヒトである

スタッフであろうが，行為する者とは関係なく，そのニューロンの活動は，行為自体を反映している。行為を同一化している。そして，似たように見えるペンチでつかむという道具の運動には，反応しない。

彼らはマカクザルの運動野（右）で，ニューロンの活性化が行為そのものを表していると考えられる特殊なニューロンを発見し，これを「ミラーニューロン mirror neuron」と名づけた。

C. 音だけによる行為の同一化

リゾラッティらは，ミラーニューロンは運動の目標を理解したうえで反応していて，ミラーメカニズムは主に行為の理解のためにあるのではないかと考えた。リゾラッティらは，サルは行為を「理解している」と考えた。

しかし，よく考えてみると，理解しているかどうかは，サルに聞いてみないとわからない。それは永遠に謎だろう。ただ，同等に反応しているので，サル自身の行為とスタッフの行為を「同一化」しているのは，確かだと思われる。

さらに，リゾラッティらはいう。ミラーニューロンは行為を視覚的に認識し，行為を理解するだけでなくて，「行為の意味を理解する」という点で，なにか役割を果たしている可能性がある。もしミラーニューロンにとって「行為の意味を理解する」ほうに重点があるとするなら，ミラーニューロンの活動は「視覚的特徴」よりも「行為の意味」のほうに対応して反応するはずである。リゾラッティらは，サルが行為を実際に見なくても，「行為の意味」を理解できるような2種類の状況を作って，ミラーニューロンの反応を測定しようとした。

そのため，F5野のミラーニューロンが行為を音だけで認識できるかどうかを調べた。これは非常に興味深い実験なので，サイエンス誌に載った『音を聞く，行為を理解する：ミラーニューロンにおける行為表象』（Kohler,E., Keysers,C., Umiltà,M.A., Fogassi,L., Gallese,V., Rizzolatti,G.：

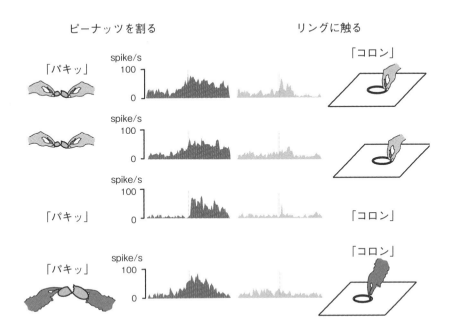

図 5-4 ニューロン 3 のピーナッツ割り

Hearing sounds, understanding actions: action renresentation in mirror neurons. *Science*, 297, 846-848, 2002) という論文の図を加工し，わかりやすくするために，絵を添えて説明する（図 5-4）。

　ニューロン 3 では，ピーナッツを割る様子を見せたときと音を聞かせたときの反応が調べられた。様子を見せて音を聞かせるとき，割る様子を見せるだけのとき，割る音を聞かせるだけのとき，サルにピーナッツを割らせるとき，それぞれが比較された。

　様子を見せて音を聞かせたときは，割る瞬間より前から反応が出て，

割ってから活発に反応が見られる。

　様子を見せるだけのときは，様子と音のときよりも反応が鈍いが，やはり活発に反応する。

　音を聞かせただけのときが，非常に興味深い。音を聞く前は，もちろん行為の予想ができていないためか，反応がほとんどない。しかし，音を聞いてからは活発に反応する。

　サル自身に行為を行わせ，音も聞かせたときは，もちろん，割る前からも反応し，割ってからも活発に反応する。

　これと比較するために，リングに触るという実験がなされている。説明があまりないので状況がよくわからないが，リングに触ると音が出るようになっているらしい。作って添えた絵は適切ではないと思われるが，プロセス把握には問題ないだろう。

　リングに触る様子を見せ音を聞かせたときは，ピーナッツほどではないが，それなりに反応する。

　様子を見せただけのときは，反応が乏しい。

　音を聞かせただけのときは，ごく少し反応があるが，ほとんど反応しないといってよい。

　サル自身に触らせて音も聞かせたときは，音だけのときほどではないが，反応が乏しい。

　ここでピーナッツを割る実験を，整理してみる（表5-1）。

　まず，4番目の実験から見てみる。ニューロン3は，サル自身がピーナッツを割ることに反応している。これには視覚に加え，聴覚，自分の運動感覚や触覚もともなっている。

　1番目の実験では，スタッフがピーナッツを割るのを見せ，かつ聞かせるときには，スタッフの動作についての視覚と聴覚がある。運動感覚と触覚はない。そして，同等に反応する。

　2番目の実験では，スタッフがピーナッツを割るのを見せるが，音を聞かせないときには，スタッフの動作についての視覚がある。聴覚も，

第5章　ミラーニューロン　53

表5-1　ニューロン3のピーナッツ割り

	視覚	聴覚	運動感覚・触覚	反応
1	+	+	−	○
2	+	−	−	○
3	−	+	−	○
4	+	+	+	○

運動感覚と触覚もない。そして，同等に反応する。

　3番目の実験では，ピーナッツを割る音だけを聞かせたときは，聴覚はある。が，視覚，運動感覚，触覚がない。音を聞いてから，ほぼ同等に反応している。

　これらの4つのばあいに，ニューロン3は，同等の反応をしている。同等に扱っている。

　しかし，リングの視覚，運動感覚，触覚，聴覚では，ニューロン3は，視覚と聴覚があるときにわずかに反応が見られたが，ほとんど反応しない。ピーナッツ割りとはちがう「位置づけ」を行っている，と考えられる。

　ニューロン3は，スタッフの視覚，聴覚の刺激があるばあい，自分の行為と同一化している。それは，視覚のみのばあいも，聴覚のみのばあいも，同様に自分の行為と同一化している。

　今度はニューロン4で，ピーナッツを割るのと，紙を裂くのとが比較された（図5-5）。

　ピーナッツを割る様子を見せて音を聞かせたときは，割る前はあまり反応しなくて，割ってから活発に反応が見られる。

　割る様子を見せるだけのときは，ニューロン3とは違って，ほとんど反応しない。

　興味深いことに，割る音だけを聞かせたとき，音を聞く前は，もちろ

54

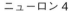

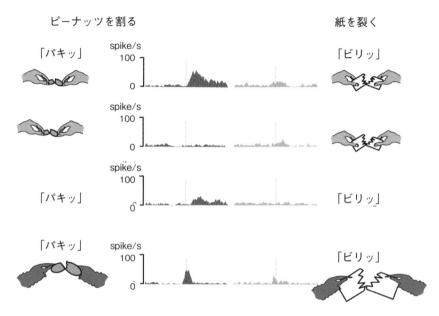

図 5-5　ピーナッツ割りと紙裂き

ん反応がほとんどない。しかし，音を聞いてからは結構，反応する。

　サル自身に行為を行わせ，音も聞いたときは，割る少し前から反応し，割った後も反応している。

　これと比較して，紙を裂くという実験がなされる。

　紙を裂く様子を見せ，音を聞かせたときは，少し反応する。

　様子を見せただけのときは，ごく少し反応する。

　音を聞かせただけのときは，反応していない。

　サル自身に紙を裂かせ，音も聞かせたときも，反応が乏しい。

　整理してみる（表 5-2）。

　4 番目の実験から見てみる。ニューロン 4 は，サル自身がピーナッツ

表 5-2 ピーナッツ割りと紙裂き

	視覚	聴覚	運動感覚・触覚	反応
1	+	+	−	○
2	+	−	−	×
3	−	+	−	○
4	+	+	+	○

を割ったときに反応した。ここでは，視覚，聴覚，自分の運動感覚や触覚をともなっている。

1番目の実験では，スタッフがピーナッツを割るのを見せ，聞かせるときには，スタッフの動作についての視覚と聴覚がある。自分の運動感覚と触覚はない。そして，同等に反応する。同一化している。

2番目の実験では，スタッフがピーナッツを割るのを見せるが，音を聞かせないとき，スタッフの動作についての視覚がある。自分の運動感覚と触覚もなく，聴覚もない。このときは，反応しない。

3番目の実験では，ピーナッツを割る音だけを聞かせるので，聴覚はある。が，視覚，運動感覚，触覚がない。音を聞いてから，やや弱いが反応している。ほぼ同一化している。

スタッフの視覚情報には，反応しないのに，聴覚情報だけのときは，反応している。このニューロンは聴覚情報を優先しているのだろう。

紙を裂くほうは，一部では若干の反応が見られるが，乏しいと思われる。興味深いのは，ピーナッツを割る音には反応するのに，紙の裂く音には反応しないことである。音であれば，適当なものでよいということではない。音の内容が関連している「行為」を区別している。

ニューロン4は，スタッフの視覚，聴覚の刺激があるばあい，自分の行為と同一化している。そして，聴覚の刺激があるばあいも，同一化している。しかし，スタッフの視覚の刺激のみのばあいは，同一化しないようだ。

D. 「行為の目標」の識別

リゾラッティらは，実際に見ていなくてもサルのミラーニューロンは活動するはずだと考えた。

図5-6で示した実験では，

(1) 実験スタッフが手を動かして物をつかむのをサルに観察させたときは，F5野のミラーニューロンが強く活動した。
(2) 何の物体もないばあい，手を動かしても反応は見られなかった。
(3) サルが仕切り（図では反対側が見えるように描いているが，実際には見えない）の向こう側に物体があることを知っているばあい，行為の完了するところを見なくても同じニューロンが反応した。
(4) サルが仕切りの向こうに何もないことを知っているばあい，ニューロンの反応は小さかった。

サルは仕切りの向こうで起きていることを想像するしかないのに，F5野のミラーニューロンの半数以上が活動した。

結局，サルのミラーニューロンは，「物体をつかむ」という「行為の目標」に反応していると考えられる。

ミラーニューロンは，サル自身の行為と実験スタッフの行為を「同一化」するだけでなく，実験スタッフの行為の「目標」がある場合と，行為の「目標」がない場合とを区別できることになる。

サルが「行為」の意味を理解したのかどうかは，サルに聞いてみないとわからない。いえることは，「行為」と「目標」がそろっているときに，「同一化」し，「目標」が欠けているときには，「同一化」しなかったということだろう。

第5章 ミラーニューロン　57

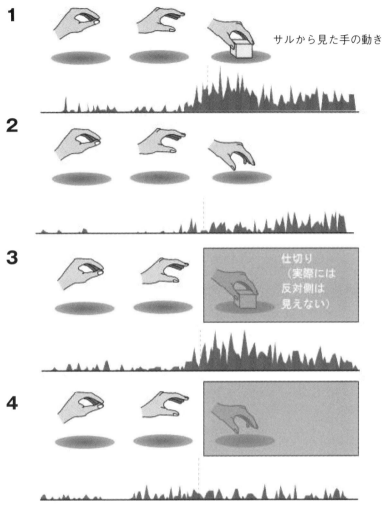

図 5-6　行為の目標の識別

E.「行為の目標」の違いの識別

　実際にわれわれが行動するとき，複数の運動を連続して行っている。そのさい，どんな運動をどの順番で行うかは，その「行為の目標」によって異なる。

たとえば，花を摘んでそれに顔に近づけて匂いを嗅ぐという一連の行為と，花を摘んで他の人に手渡すという行為は，「行為の目標」が異なり，そのためその動きが部分的に違う。

リゾラッティらは，似ているが目標の異なる行為をミラーニューロンは区別できるのか，調べることにした。実験では，果物をつかんで口にもっていって食べるという行為と，同じように果物をつかむが，食べずに単に別の容器に移すという行為が比較された。

図5-7で示した実験では，
(1) サルが口に運ぶために果物をつかんだとき，下頭頂小葉のニューロンが強く活動した。
(2) 容器へ移すために果物をつかんだときには，このニューロンの反応は小さかった。
(3) スタッフが果物をつかんで口に入れるのをサルが見ているとき，同じミラーニューロンが強く反応した。
(4) スタッフが容器へ移す行為を見ているときの反応は小さかった。

ミラーニューロンは，「行為の目標」にたいして，キッチリと反応していると考えられる。ということは，「行為の目標」を動きの違いから識別していることになるだろう。

口に入れるのと，容器に移すのとでは，似てはいるが少し動作が違う。サル自身の口に入れる「行為」と，スタッフが口に入れる「行為」を，実際に果物が口に入る前から，このニューロンは活発に反応し，「同一化」している。

また，サル自身が容器に入れる「行為」にも，スタッフが容器に入れる「行為」にも，このニューロンは活発に反応しない。反応しないという点で同じであるが，サル自身の容器に入れる「行為」と，スタッフの容器に入れる「行為」を「同一化」しているかどうかは，これではわか

第5章　ミラーニューロン　59

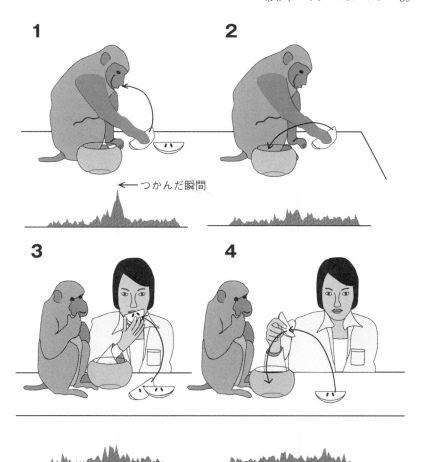

図 5-7　「行為の目標」の違いの識別

らない。

F. ミラーニューロンは何を認識しているのか

　サルが自分で餌をつかむときに反応したニューロンが，実験者が餌をつかむときにも，同じように反応した。実験者の行為パターンと自分の行為パターンが同じであることを認識している。ペンチで餌をつかむと

きには，反応が乏しかった。ペンチでつかむ行為パターンは，同じだと認識されていなかった。

　実験者の手の行為パターンと，自分の行為パターンを同一化していることになる。そして，ペンチでは同一化しない。区別している。

　リゾラッティらは，サルのミラーニューロンは行為を「理解」するだけでなく，行為の意味を「理解」していると考えた。しかし，前にも述べたように，行為を理解しているのか，さらに行為の意味を理解しているかどうかは，サルに聞いてみないとわからない。同等に反応しているので，サル自身の行為とヒトの行為を「同一化」しているのは，確かだろう。

　ピーナッツの殻を割るのを見せて聞かせるのと，聞かせるだけのときでも，ミラーニューロンは同じように反応した。

　リゾラッティらは，ミラーニューロンは行為が何をしようとしているのかという「行為の目標」を理解するのを支えているという。

　ここでも慎重に考えてみる。ピーナッツの殻を割るのを聞かせるという聴覚だけという情報にもとづいても，ミラーニューロンはやはり，サル自身がピーナッツを割り，視覚，聴覚，触覚・運動感覚があるばあいと，同一に反応した。ここでいえることは，スタッフが行う視覚のみの行為，行為の結果として出る音という聴覚のみ，サル自身が行う行為，いずれも「同一化」したということだろう。音の種類も「同一化」に関与し，区別している。

　もうひとつのニューロン４は，視覚のみでは「同一化」しなかった。

　「物」をつかむという行為を実際に見て反応したニューロンが，「物」がないばあいには，反応しなかった。「物」があるかないかが隠されているばあい，サルは「物」の有無を記憶にもとづいて想起するしか手立てがない。そのときでも，ミラーニューロンは，見えない最終的な「行為の目標」を「物」の有無に応じて区別し，「同一化」した。

　いえることは，「行為」と「目標」がそろっているときに，「同一化」

し，「目標」が欠けているときには，「同一化」しなかったということだろう。

　果物をつかむ行為にしても，つかんだ瞬間にすでに，食べるか容器に移すかという「行為の目標」にしたがって，ミラーニューロンの反応が異なっている。ミラーニューロンは「行為の目標」を，行為の動きの違いから識別していることになるだろう。

　サル自身の口に入れる「行為」と，スタッフが口に入れる「行為」を，実際に果物が口に入る前から，このニューロンは活発に反応し，「同一化」している。

　また，サル自身が容器に入れる「行為」にも，スタッフが容器に入れる「行為」にも，このニューロンは活発に反応しない。反応しないという点で同じであるが，サル自身の容器に入れる「行為」と，スタッフの容器に入れる「行為」を「同一化」しているかどうかは，ここではわからない。

　おそらくリゾラッティらがいうように，ミラーニューロンは「他者」の「行為の目標」を理解する役割をしているだろう。そして，自分自身が複数の運動を組み合わせてある行為を行うための「運動システム」と，他者が「目標をもって行為する」のを理解する「理解システム」のあいだには，密接なつながりがあるのだろう。

　初めの行為を見ただけで，一連の動きの組み合わせに対応するミラーニューロンが活性化する。ミラーニューロンが運動システムを作っているが，それは他者の「行為の目標」をもコードしている。初期の行為を観察しているときに，どのシステムが活性化するのかはさまざまで，対象となる物体の性質や状況，実験者が以前にどんな行為を行ったかというサルの記憶などによって変わったと，リゾラッティらはいう。

　ここで，後の論議とも関連するので，他者の「行為の目標」をコードするということはどういうことか，考えてみる。

　実験者が以前にどんな行為をし，サルがそれを見聞きしたか，サル自

身が以前にどんな行為をしたか，これらの記憶によって変わったと，リゾラッティらはいっている。

干しブドウをつかむという行為を例にとる。サルはスタッフが干しブドウをつかむのを見て，サル自身が以前に行った干しブドウもしくは同様の餌をつかむという行為を，連合的に思い出し，「同一化」したと解釈するのが，妥当だと思われる。続く実験によれば，これは，見るだけでなく，音だけでも可能だった。

「理解した」という文言を前面に出すためには，サルの主観というものを前提する必要がある。この実験からは，サルの主観については何もいえない。「理解した」というのはミラーニューロンの段階ではまだ早すぎると思われる。

しかし，対人関係のもっとも基礎となることであるヒトが他者の行為の意味を理解するというとき，このようなヒトにおけるミラーニューロンによる行為の同一化が基礎をなしているという可能性は十分にある。

2. ヒトでのミラーニューロン

ヒトにもミラーニューロンシステムはあるのだろうかという疑問が当然でてくる。サルの場合には脳に電極を刺して確認できる。が，ヒトではこの方法はもちろん使えない。リゾラッティらは，運動皮質の活動を検出するさまざまな技術を使って実験した。

たとえば，物をつかむとか，無意味な手振りをスタッフがしているところを被験者に観察させた。そのとき，被験者の手や腕の筋肉では，同じ行為に関わる神経の活動が増加した。これは，脳の運動野にミラーニューロンがあり，これが反応していることを示している。

また，脳波を測定するなどの方法で皮質の活動を外部から測定した。このときにもミラーニューロンシステムがあるということを支持する結

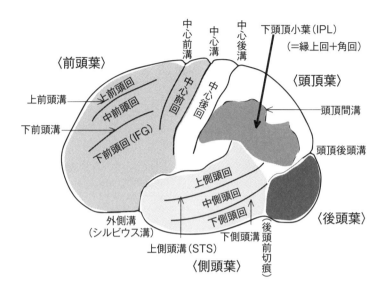

図 5-8　ヒトでのミラーニューロンのある部位

果が得られた。

　しかしこの段階までの実験では，他者の行為を観察しているときに活性化する領域を正確に突きとめられていない。そこで，リゾラッティらは，脳の様子を直接に画像化する技術を用いて調べた（図 5-8）。

　リゾラッティらはミラノのサンラファエル病院で実験した。被験者にハンドグリッパーを握る行為をしているのを観察させる。そのときの脳の神経活動を陽電子放射断層撮影装置（PET）を利用してとらえた。そして，その画像を動かない物体を見ているときの画像と比較した。

　彼らは，他者の行為を見ると，大脳皮質の三つの大きな領域が活性化することを明らかにした。その三つは，上側頭溝（STS）と下頭頂小葉（IPL），下前頭回（IFG）である。上側頭溝（STS）には体の一部分の

動きを観察しているときに反応するニューロンが含まれる。下頭頂小葉
（IPL）はサルの下頭頂小葉（IPL）に相当する。下前頭回（IFG）は，
サルのミラーニューロンを発見したF5野を含む腹側運動前野に相当す
る。

　ヒトにもミラーニューロンがあるという証拠が得られた，という。

第6章

自閉症のミラーニューロン機能不全説

1. 自閉症ではミラーニューロンがうまく働いていない

A. 自閉症のミラーニューロン機能不全説

　自閉症とミラーニューロンとを結びつける研究がでてきた。ここでは，先の記事と同じく 2006 年に『サイエンティフィック・アメリカン』（日本では，日経サイエンス）で一般向けに述べられた記事，ラマチャンドラン Ramachandran,V.S., オバーマン Oberman,L.M. による『自閉症の原因に迫る』（Ramachandran,V.S., Oberman,L.M. : Brokenn Mirrors : A Theory of Autism. *SCIENTIFIC AMERICAN*, November 2006. ［日経サイエンス 2007 年 2 月号，p.28-36］）を紹介する。

　1990 年代後半，カリフォルニア大学サンディエゴ校のラマチャンドランらの研究チームは，自閉症でうまく働いていないと思われる脳の機能が，ミラーニューロンの果たしている機能と同じではないかと考えた。ミラーニューロンのシステムは他者の意図の解釈に関係している。それなら，自閉症における対人関係のまずさを，ミラーニューロン・システムがうまく働いていないということによって，説明できる。ミラーニューロン・システムの障害から，共感の欠如，言語障害，模倣がうまくできないことなど，自閉症の他の症状も説明できる，と。

B. ミュー波

リゾラッティらはマカクザルの大脳に電極を刺して，ミラーニューロンを証明した。しかし，ヒトの場合には，それができない。脳に電極を刺さずにミラーニューロンの活動を調べる必要がある。

自閉症の子どもでミラーニューロンがうまく働いていないことを示すには，ミラーニューロンに該当する神経細胞の活動を調べなければならない。ラマチャンドランらは，脳波を利用することにした。

半世紀以上も前から，手を握ったり開いたりするといった随意運動を行うと，脳波のうちのミュー波（μ波）と呼ばれる成分が抑制されることが知られていた。

ミュー波は，μ律動，アルソー波，弓状波ともいわれる。α波に似た7〜11c/sec（ふつう9c/sec）の周波数をもち，比較的規則正しいアーチ形の波が，中心溝付近の頭皮上での脳波に出現する。α波は開眼や暗算などでは影響を受ける。たとえば，開眼でα波は抑制される。が，ミュー波は，開眼や暗算などにあまり影響を受けず，それとは異なって，体知覚刺激や四肢の運動によって抑制される。もっとも開眼して物を注意して見るなどという強い覚醒刺激では，α波と同時にミュー波も抑制される。

さらに興味深いことに，他人が同じ動作をしているのを見ただけでも，ミュー波の抑制は起きる。

C. 自閉症ではミュー波の抑制が起こらない

ラマチャンドランらは，ミュー波の観察がミラーニューロンの活動を調べる方法になるだろうと考えた。彼らは最初に被験者として，高機能自閉症の子どもを選んだ。

脳波を使って調べたところ，被験者となった自閉症の子どもも，普通の子どもと同じようにミュー波が観察できた。単純な随意運動を行っているときには，ミュー波が抑制された。しかし，他人が同じ動作をして

いるのをその子が見ているときには，ミュー波の抑制は起こらなかった。

ラマチャンドランらは「この高機能自閉症児の運動指令システムに問題はないが，ミラーニューロンシステムには欠陥がある」と解釈し，2000年に学会発表した。

その後，さらに一連の実験を行った。10人の高機能自閉症の患者と，彼らと年齢と性別が一致する10人の非自閉症群を選びだした。非自閉症群では，自分の手を動かしたときと，手が動くビデオを見たときの両方で，ミュー波が予測通り抑制された。しかし，自閉症患者では，自分の手を動かしたときだけミュー波は抑制され，ビデオを見たときには抑制されなかった。この結果については2005年に論文発表した。

2. ミラーニューロンによるとされる機能が 自閉症では低下していない

ハミルトン Hamilton,A.F.deC. ら（Hamilton,A.F.deC., Brindley,R.M., Frith,U. : Imitation and action understanding in autistic spectrum disorders: How valid is the hypo-thesis of a deficit in the mirror neuron system? *Neuropsychologia*, 45, 1859-1868, 2007）は，自閉スペクトラム症で模倣や行為理解が障害されているかを調べた。それによって，自閉症のミラーニューロン機能不全説の妥当性を検討しようとした。

A. 仮説

リゾラッティらは行為の目標の推論にミラーニューロンが重要な役割を果たしていることを明らかにした。他者の行為の目標を推論する，理解するためには，すでにこちら側で仮想的な模倣が行われている必要がある。かつての自分の行為の目標とのマッチングが行われなければなら

68

ない。マッチングの基礎には仮想的な模倣がある。

ハミルトンらは次のような仮説をたてた。

(1) ミラーニューロンは，模倣，および行為の目標と意図の推論を支援している。

(2) 自閉スペクトラム症の子どもたちでは，ミラーニューロンの機能がよくない。そのため，彼らは模倣課題でも，行為の目標と意図の推論でも，成績がよくない。

(3) 彼らは模倣と行為の目標の推論がよくないため，「心の理論」と社会能力が乏しい。

(1) については，マカクザルのみならず，ヒトの脳画像研究で証明されている。

(3) については，いえるようにも見えるが，まだ不確かなところがある。

ハミルトンらは (2) について実験で検証した。

「模倣」と「行為の目標の推論」は，単純な社会的行動である。この「模倣」と「行為の目標の推論」はミラーニューロンに依存しているように思われる。したがって，自閉症でミラーニューロンの機能がうまく働いていないとするなら，自閉症の子どもたちは，ミラーニューロンに依存していると思われる「模倣」と「行為の目標の推論」という行動で劣っていると，予想される。

B. 被験者

25 名の自閉症か自閉スペクトラム症と診断された子どもたちが選ばれた。平均年齢は 8 歳 1 ヶ月で，言語性年齢は 4 歳 3 ヶ月であった。31 名の対照群の子どもたちが選ばれ，平均年齢は 4 歳 1 ヶ月，言語性年齢は 4 歳 7 ヶ月であった。言語性年齢では有意差がなかった。「心の理

論」課題では，自閉スペクトラム症グループはほとんど失敗し，有意に障害されていた。

C. 実験1　目標を目指す模倣

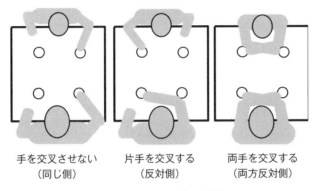

手を交叉させない　　片手を交叉する　　両手を交叉する
（同じ側）　　　　　（反対側）　　　　（両方反対側）

図6-1　目標を目指す模倣

実験者と子どもがテーブルで対面して座る。子どもは，テーブル上で目標の位置へ向かう実験者の手の動きを，鏡に映るような模倣でもって，真似するように，いわれる。目標となる紙の点は，テーブルにくっつけてある。そして，テーブルの端から20cm離れていて，それぞれの点は30cm離れている。

手の動きには，3通りある。手を交叉させない（同じ側），片手を交叉する（反対側），両手を交叉する（両方反対側）である。また，目標の有無でも実験する。

「君のしなければならないことは，私をすべて真似ることだよ」といわれて，実験者が動作をする。子どもが反応するまでそのままでいる。そして，元の姿勢に戻る。点がありで18回，点がなしで18回，施行する。

結果は，3種の手の動きと点の有無で相互に影響があった。特に片手

交叉という手の動きにおいて，点なしのときよりも，点ありのほうが，有意にエラーが増えた。しかし，両群に差が見られなかった。

また，目標エラーは両グループで少なかった。が，手の動きのタイプで差があった。

この目標を目指す模倣で，両者に差があるという証拠はなかった。したがって，自閉症の子どもたちは，他者の目標の模倣で健常の子どもと差がないと，ハミルトンらはいう。

D. 実験 2　鏡像模倣

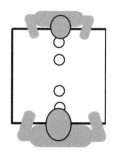

図 6-2　鏡像模倣

実験 1 とほぼ同じ設定だが，目標の位置が一直線上に置かれている。それぞれの施行で，実験者は一つの目標の位置へと手を動かし，子どもに真似をするようにいう。

子どもが鏡に映るような模倣をするようにいう。指示通りにしたなら，実験者が左手で動作をするとき，子どもは右手を使うことになる。あるいは，その反対になる。このような鏡に映るような手を子どもが使わなかった場合は，手のエラーとする。

目標は「近く」と「遠く」にある。一方の手で「近く」と「遠く」が施行される。それぞれが左右の手で行われる。それを 3 回繰り返す。合計，2×2×3 で 12 回，施行される。そしてさらに，点がなしでも 12

回，行われる。

　結果でわずかに差がでたのは，点があるのほうが，点がないよりも手のエラーが多かったということだけであった。目標として点があると，手を選択するという別の目的の重要性がうすれ，結局，手のエラーが増加した。両群で手のエラーにおいても，目標のエラーにおいても，差がなかった。

E. 実験3　握り模倣と運動プラン

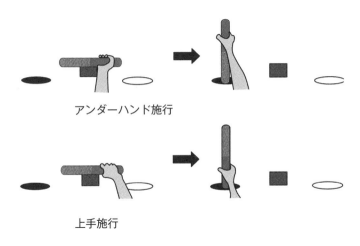

図6-3　握り模倣と運動プラン

　実験者と子どもが対座して小さな机の前に座る。半分が青で半分が赤に塗られた管状の金属棒が子どもの前のスタンドに置かれる。それぞれ丸い黒と白の紙でできた円盤が，棒の端から10cm離れたところに目標として固定されている。好きなほうの手を使ってよいと説明される。

　「口頭施行」では，「棒の赤い端をつかんで，それを黒い丸の上にもっていってください。このように見えるように」といった後，棒と目標の要求された配置の絵を見せる。言語性の能力が低い子どもたちなの

で，このように絵を用いた。

「模倣施行」では，子どもは注意深く見て，実験者を真似するようにいわれる。

開始のときに不適切な握りをしたら，「握りエラー」と記録される。棒と目標が要求された配置になっていなければ，「目標エラー」と記録される。幾人かの子どもで利き手でない手を用いたときには，「手のエラー」とした。

結果は，「握りエラー」については，アンダーハンド握りのときに多く，また「口頭施行」のときに多かった。「目標エラー」は少なく，両群に差がなかった。「模倣施行」では両エラーは減った。

握りの仕方，指示の仕方について，両群で差がなかった。ただ，言語性精神年齢において，「握りエラー」が有意に差があった。

子どもたちはいずれも運動プランに困難があったが，実験者が示すと改善した。両グループの子どもたちは，課題を理解し，実験者の握り配置を模倣し，差はなかった。

F．実験4　ジェスチャー認知

行為を行っている人の漫画の刺激が用いられるが，ただし，手の部分が欠けている。いくつかの動作している「手の写真」を用いて，漫画の欠けている部分にマッチする手の写真を選ばせる。

子どもには「絵をマッチさせるゲーム」だと説明する。漫画を注意深く見て，なにが欠けているか見るようにいう。手が欠けているということが見取られたら，注意を「手の写真」のほうへ向け，「抜けているところにどの手が入るか」とたずねる。物を使用する9種類の漫画と，9種類の「手の写真」が用いられる。

たとえば，母親がアイロン台でアイロンをかけている漫画がある。しかし，アイロン部分と手の箇所だけが空白になっている。それにたいして，「手の写真」を見せられて，抜けているところにどの手が入るかた

ずねられる。

　あるいは，軍隊の上官の前で敬礼している兵士の漫画がある。敬礼している手の部分だけが欠けている。適切な手の形を示した写真を選ばなければならない。

　1回は練習させる。残った16枚のカードは，施行ごとに返却される。子どもは正誤に関係なく，反応にたいして褒められる。

　結果は，むしろ自閉スペクトラム症グループのほうが，コントロールグループよりよかった。やはり，言語性精神年齢が高い子どもたちは，よい成績を示した。

| G. ここで考えるべきこと

　さて，自閉症圏の子どもたちでミラーニューロンのシステムが機能不全を起こしているなら，単純な模倣や目標を設定した模倣が劣っているはずである。しかし，これらの実験が示しているように，ここで行われた行為に関するかぎり，健常児と差がなかった。したがって，ラマチャンドランらが指摘した「自閉症でミラーニューロンが機能不全を起こしている」という説は，否定されることになるだろう。おそらく，自閉症で反応が鈍かったミュー波は，ミラーニューロンの機能を直接に反映しているとはいえない。ミラーニューロンの機能ではなく，もっと別の神経活動を反映しているのだろう。

　明らかに自閉症圏の子どもたちでは，「心の理論」が苦手である。行為の目標を理解するということは，もちろん「心の理論」を用いる基礎になっている。「サリー－アン課題」でも，ビー玉を入れるという行為の意味，目標が理解される必要がある。

　自閉症圏の子どもたちは，「行為の目標を理解する」ということはできる。しかし，彼らは「心の理論」が苦手である。したがって，「行為の目標を理解する」ということと，「心の理論」とのあいだには，彼らが特別に苦手とする別な推論プロセスがなければならないことになる。

74

　さて今度は，ラマチャンドランらが自閉症で機能不全に陥っていると考えたミラーニューロンの機能が機能しているとしたら，どの程度まで，社会的な行為が可能かという問題を，考えてみたい。

　これはとりもなおさず，ミラーニューロン機能が損なわれていない自閉症児・者は，どこまで社会的な行為を理解でき，自分たちも社会的な行為を周囲の人びととともに行えるかを示すことになる。その範囲が自閉症児・者の社会性の限界を表している。そして，「心の理論」を必要とする社会性は，その限界を超えたところにあると考えられるだろう。

H. ミラーニューロンと反響言語

　「なぜ自閉症では自他の混合が起こるのか」については，もっと先で示すことにする。しかし，「反響言語」について，ここで興味深い「仮説」を考えてみることができる。

　サルのミラーニューロンは，自分自身が干しブドウをとるときに反応し，さらに実験者が「干しブドウを取る動作を見る」ときにも同様に反応した（図5-2，図6-4）。

　このミラーニューロンは，サル自身の手指や手首の運動など一連の動作を指示するニューロン群とコネクションをもっていると考えられる。それとともに，この同じミラーニューロンは，サル自身が運動するのではなくて，おそらく後頭葉が始まりだろうが，実験者が運動するのを見て，実験者の運動の目的や意味を知るニューロン群ともコネクションをもっているにちがいない。

　しかしながら，実験者が干しブドウを取るのを見ているだけのときには，サル自身の手指や手首などの運動はともなわない。どのようなメカニズムかわからないが，自分自身の運動と，実験者である他者の運動とは区別されている（図6-5）。

　もし，自閉症において，「自他の区別」が曖昧であるなら，自分の行為と同様の他者の行為の区別も曖昧だろう。

第 6 章　自閉症のミラーニューロン機能不全説　75

　自閉症の子どもが，他者の音声的な行為，つまり発語の意味を理解しようとする。ヒトにもあると推定されているミラーニューロンは，この音声的な行為の意味を把握しようとしたとする。その音声的な行為に相当する子ども自身のミラーニューロンが活動する。通常なら，自分自身の行為と，他者の行為を区別できている。それはおそらく，このミラーニューロンと運動領の運動性のニューロンのコネクションが，断たれているか，あるいはコネクションが抑制されていなければならない。このコネクションを断つか抑制する機能は，「自他の区別」があって初めて可能となるだろう。

　もし，自閉症において，「自他の区別」が曖昧なら，ミラーニューロンと運動領の運動性のニューロンとのコネクションを，切断するか抑制する機能が曖昧になっていると考えざるをえない。

　自閉症の子どもに「反響言語」が見られるのは，ミラーニューロンが反応して，運動性のニューロンとのコネクションが切断ないし抑制されていないために，実際に運動してしまうからかもしれない（図 6-6）。彼らは発声された言語を模倣しようとして「反響言語」に及んでいるのではなく，理解しようとして実際の運動に及んでいるだけかもしれない。

　「反響言語」は「模倣」ではなく，理解するという行為を実行しているだけかもしれない。

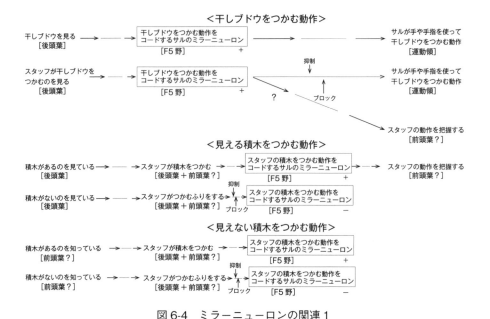

図 6-4　ミラーニューロンの関連 1

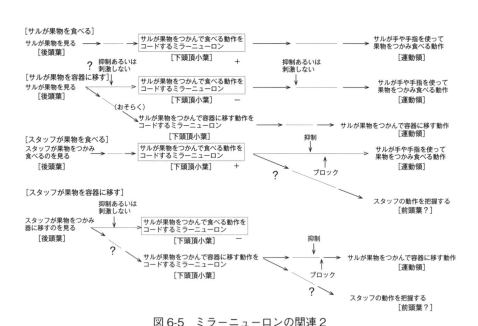

図 6-5　ミラーニューロンの関連 2

第6章 自閉症のミラーニューロン機能不全説 77

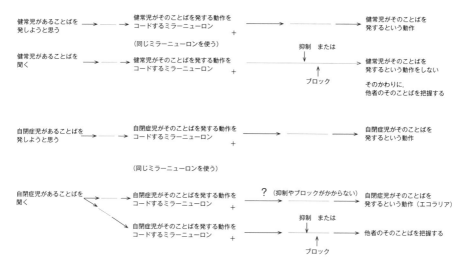

図6-6 エコラリアへの仮説

第7章

脳内模倣による社会性発達の説明

　ミラーニューロンの発見より50年以上前に，それとほぼ同等の考え
から，人間の社会性の発達を説明した社会心理学者がいる。

　しばらくこの考えを述べていくが，ミラーニューロンでもって社会性
の発達がある程度，説明できる。しかし，ミラーニューロンが損なわれ
ていないと推定された自閉症では，「社会性の発達」がよくないといわ
れている。これはどういうことなのか。これを解明する前に，ミラー
ニューロンでどの程度まで社会性の発達が説明できるか，確認しておき
たい。これでもって（高機能）自閉症児が可能な「社会性」がどの範囲
かがわかるだろう。

1.　ミード

　ミード Mead,G.H.（1863-1931）は，アメリカの哲学者・社会学者・社
会心理学者で，ハーバード大学で学んだ後，ドイツに留学し，1894年
シカゴ大学教授となった。

　ミードは，ダーウィンの進化論と，ジェームズやデューイのプラグマ
ティズムから出発して，社会的行動主義を提唱した。

　ミードは人間の内的経験を無視することはしないが，外から観察可能
な行為によって，内的経験を理解しようと試みる。そして，身振りによ

80

る会話から，言語シンボルによる会話へといたる進化の過程を考える。コミュニケーションにおける意味の成立は，自分自身を他者の立場から見る，すなわち他者の役割の取得によるという。

　他者の役割の取得は，自我の発達にも関係する。自我の発達において，遊びとゲームの2段階を区別する。

　遊びでは，子どもは自分自身の他に，教師，母親といったような他者の役割を演じる。役割を演じることで，子どもは他の人たちが子ども自身に対してとる態度を探求することができる。そのことは子ども自身を外部から眺めることを学ぶ。

　ゲームでは，子どもはゲームに参加する相手のすべての態度を考慮にいれなければならない。しかもゲーム参加者の態度を，かかわり合いの力動的な構造として，考えていかなければならない。

　このような過程を通して，子どもは，自分が属する社会における「一般化された態度」を学習する。

　自閉症は最近では社会性の障害だといわれたりしている。いまここでミードの考えを取り上げることは，自閉症で最大限に可能な社会性の限界という問題を考えるのに，適切なのではないかと思われる。

2.　ミードの脳内模倣

　ミラーニューロンの行っていることは，つぎのように考えることができる。

　サルが他者の行為を見ると，自分自身は実際に行為しないのに，ミラーニューロンは他者の行為を，脳のなかでなぞる，トレースする。ある意味で，脳のなかで他者の行為を模倣する。他者の行為を模倣する，なぞる，トレースする，このことによって，その行為の終了地点にあるもの，つまり他者の「行為の目標」を自分のなかで認識する。

第7章　脳内模倣による社会性発達の説明　81

　ヒトにもミラーニューロンがあることが確かめられている。ヒトでは主観を前提とすることができ，意識する，理解するということはいえる。ヒトのミラーニューロンの働きは，普通のいい方では，他者の「行為の意味」を理解する。「行為の目標」を「意図」というなら，他者の「意図」を理解する。

　ミラーニューロンは，いわば「脳内模倣」を行って，他者の「行為の目標」「行為の意味」「意図」を理解する。

　ここでこの働きを，ミードはこんな用語を用いていないが，仮に「脳内模倣」といっておくことにする。当時の中枢神経系に関する知見を検討し，こういう働きがあると推定し，この働き，「脳内模倣」を社会性発達の基礎に据える。

　たとえば次のようにいっている。椅子の意味はそれに座ることであり，金槌の意味は釘を打つことである。これらの反応行動が実際に遂行されなくても，神経は興奮させられている。中枢神経系におけるこれらの過程の神経興奮はおそらく，意味と呼ぶものにとって不可欠のものである（Chap.14）。

　もう少し具体的に説明を加える。A氏が椅子を引き寄せるのを，B氏は見たとする。椅子にたいしてとる典型的な行為は，座ることである。A氏の行為の視覚刺激によって，B氏の脳のなかに，座るという行為をする運動的な潜在的興奮が引き起こされる。しかし，B氏はその興奮によって，座るという運動は起こさない。そうして，A氏が椅子に座ろうとしているという「行為の目標」「行為の意味」「意図」を，B氏は理解する。

　A氏が椅子を引き寄せるという行為をしなくても，あるいは，A氏がいなくても同じである。B氏は椅子があるのを見るだけで，座るという行為をする運動的な潜在的興奮が引き起こされる，とミードは考える。

　この運動的な潜在的興奮が椅子の意味を形作っているという。この記述はミラーニューロンを予想させるものである。しかし，われわれはミ

82

ラーニューロンの知見をすでに知っているので，ミードが行ったような論証をもはやしなくても，「脳内模倣」を基礎に据えることができる。

以下，ミードの主著『精神・自我・社会』〔Morris, C.W.(ed): *Mind, Self, and Society - From the Standpoint of a Social Behaviorist*. The University of Chicago Press, Chicago, 1934.〔川村望 訳：*精神・自我・社会*. 人間の科学新社，東京，1995〕〕を要約する。

この本はミード自身が著したのではなく，ミードの講義を聞いた学生がとったノートをもとに，死後に著書として出版された。

この著書でミードは社会化の過程を綿密に論証している。その基礎として，「脳内模倣」を据える。したがって，ミードの考えをたどることによって，ミラーニューロンでもって，社会性の発達，つまり社会化をどれだけ説明できるかが明らかになると思われる。

3. 精神 mind

A. 身振り gesture

1）相手の身振りの意味を知る

人びとがいるある状況には，個々の人たちのあいだに，相互作用がある。人びとは相互に行為 act しながら，この状況にたいして適応していく。この過程のなかに，身振り gesture という行動 behavior の局面がある。とりあえず，A 氏と B 氏の 2 人状況で考えると，A 氏の身振りは，A 氏が B 氏に適応していく反応である。

全体を通してみると，ミードは単純な動作を身振り gesture といい，まとまった動作を行為 act といい，目的をもって行う一連の動作の集合体を行動 behavior といっているようだ。

A 氏の行為を，B 氏は観察する。A 氏の行為には，A 氏の心構え attitude が含まれている。行為は内面的な心構えを担っている。した

がって，A氏の行為を観察するB氏は，A氏の心構えを，間接的に認識できる。B氏はかつて同様の行為を行った自分の経験を，無意識に思い出し，同一化する。後述するフッサールのことばでいうと，受動的に連合的に想起する。

A氏の身振りをB氏が観察し，A氏のもっている心構えとほぼ同じ心構えが，B氏のなかに呼び起こされるならば，A氏とB氏は，ほぼ同一の社会的に意味のあるものをもつことになる。ほぼ同一の観念が両者に引き起こされ，両者はほぼ同一の意味 meaning をもつ。ミードはいう，身振りはその背後にある観念を指し示し，意味している。

このように，ミードは社会的な意味のもっとも基本的なところに，他者の身振りの意味を，人が知ることができ，両者の意味がほぼ共通であることを設定する。

ミラーニューロンのことを思い起こしてほしい。干しブドウを実験者がつかむのを見るマカクザルは，ミラーニューロンの反応から，実験者のしようとしている行為と自分のかつて行った行為を同一化したと考えられる。サルにも意識や理解というヒトにある過程があると前提したなら，サルは行為の意味をほぼ理解したと思われる。いいかえれば，ミードは社会性の発達のもっとも基本に，ミラーニューロンに関する実験成果と同じものを据えたといえる。

A氏の身振りの背後にある観念は，A氏の身振りを見るB氏の経験のなかに引き起こされる記憶に対応する。そしてB氏のなかに，A氏の身振りとほぼ同じ自分自身の行為の記憶が呼びさまされ，その記憶にともなう観念，意味が呼び起こされ，両者はほぼ一致する。ここには共通の意味がある。身振りがこのような状況に達したところでは，身振りは一定の共通の意味を表す。

2）自分自身の身振りの意味を知る

まだ言語について述べられていないので，つぎのようなやや不自然な

例をださなければならない。

　A氏とB氏がテーブルをはさんで会議しているとする。いま，A氏は黙って書類を読んでいる。そしてつぎの瞬間，A氏はB氏に，書類を逆向きにして差し出す。このA氏の身振りは，B氏がその書類を受けとり，読むという行為を指示している。A氏は自分の身振りでもって，B氏が書類を受けとって読むということを予期している。B氏がするであろう態度を，A氏はすでに自分のなかに取り入れている。

　一般的にいうと，社会的行動や状況において，A氏がB氏にたいして，A氏の身振りでもって，B氏がなすべきことを指示したとする。こういうときには，A氏はあらかじめ，A氏の身振りにたいしてB氏がどのように反応するだろうかと予期している。つまり，A氏は予期でもってすでに，B氏の態度 attitude を取り入れていることになる。

　ミードは，ある対象にたいする単一な内面的反応と，ある対象にたいする複合的な内面的反応を，両方とも「attitude」ということばでいう。日本語ではニュアンスが少し違うので，比較的単純なものを「心構え」をいい，複合的なものを「態度」とし，使い分ける。

　ミラーニューロンは一方向の理解だけだった。ここでは，もう少し複雑な過程を考えなければならない。今度は往復する理解となっている。

　A氏がB氏に向けてなんらかの身振りをしたとする。身振りが直接に向けられているのは，B氏である。これまでの付き合いから，いつもA氏がB氏の行為を理解するのと同様に，いつもB氏はA氏の行為を理解するだろう，とA氏はほぼ確信している。

　A氏はB氏に「こうしてほしい」と思いながら，身振りを行う。つまり，A氏はB氏が内面で引き起こすであろう反応を予期し，その内面の反応からつぎに引き起こされるB氏の身振りを予期する。

　A氏が予期するということは，つぎのような事態である。A氏は，B氏の内面の反応，および，まだ目に見えないが引き起こされると予期される身振り，あるいはすでに目に見える身振りを，B氏に向けられた身

振りをしている A 氏自身のなかに，潜在的に引き起こしている。自他の混同がないので，A 氏はこれを行為に移さない。A 氏が予期する B 氏の身振りと，実際に行われた B 氏の身振りとがほぼ合致するとき，A 氏の身振りは，A 氏と B 氏のあいだで共通の意味をもつ。さらには，B 氏の身振りも，A 氏と B 氏のあいだで共通の意味をもつ。

3) 共通の意味という普遍性

上記のばあいは，A 氏が身振りをしながら，あるいは，身振りをしてしまったときに，B 氏の反応と身振りを予期するときにあたる。A 氏と B 氏は，普段から付き合いがあり，互いによく知っている。

しかし，知らない人同士でも，共通の意味をもつことができる。交差点で信号が変わるのを，A 氏は待っている。信号が青に変わる。A 氏は交差点の対岸へ歩いて行く。A 氏の左側の向こうの車線で待っていた車が右折してくる。A 氏は車が横断歩道の前で止まり，A 氏が渡るのを待つと当たり前のように予期する。そうして安心して渡るという行為をつづけることができる。このとき A 氏は，横断歩道を渡るという A 氏の行為が，車に向けられ，車が停止することを予期する。厳密にいうと，車の運転手だが，人はたいてい運転手まで意識していない。ミードはこのばあい，A 氏が右折する車を見たときに，車の停止するという行為も潜在的に行い，それによって停止するということをあらかじめ予期するのだという。

このようなばあい，共通の意味をもつというのは，みんながしたがっている一般的ルールによる。

明確に将来を予期するばあい，A 氏は A 氏自身の身振りが B 氏に向けられたなら，B 氏はこのように反応するだろうということを予期する。このときすでに，A 氏は自分の身振りを行為に移し，それを意識しながら，それにたいする B 氏の反応を，行為に移さずに潜在的に行っている。

あるいは，A 氏は仮想的に身振りを潜在的に行い，B 氏の反応を予期し，つまり，B 氏の反応を潜在的に A 氏のなかで行い，それを「よし」として，意識して身振りを実行に移すこともある。

そうして A 氏の身振りにたいする B 氏の反応を予期しながら，A 氏は B 氏にたいして身振りを向ける。このとき，A 氏の身振りが B 氏と共通の意味をもつことを，A 氏は意識している。B 氏の反応を B 氏の身振りによって知り，共通の意味を確認する。

身振りが社会または社会集団のすべての人にとって同一の意味をもつまでに進化したとき，内面化された身振りは「有意味シンボル」となる。いいかえると，こうしたばあい，ある身振りが人びとのなかに，ほとんど同一の心構えを生じさせている。

ここでは人びとのあいだに，ある種の「普遍性 universality, Allgemeinheit」が生じている。人と人との関係のなかで，行為における意味の普遍性が生じている。他者との相互行為のなかで社会的に構成される普遍性を，他の普遍性と区別するために，ミードはいっていないが，「相互行為的普遍性 interactive universality」といっておく。

ここで後の議論のために，限定をつけておかなければならない。この相互行為的普遍性は，先の例であげたような普段から知り合いの A 氏と B 氏のあいだでも，また，交差点での互いの行為のように，まったく知らない人同士のあいだでも可能な普遍性である。互いの内的世界を理解したうえで初めて可能な共有できる普遍性は，また次元が異なっている。このことは後に触れることにする。

この相互行為的普遍性は，ミラーニューロンが必須となっている。他者の行為の目標，意味がとらえられている。自分の経験との共通性，普遍性を認識できている。これは，仮想的に自分が他者の行為を行っていることによる。

ここで付け加えておきたいことがある。ミードは指摘していないが，普遍性の現れるときは，必然的に個々の具体的なものが無視される傾向

が生まれる。個々の違いを切り捨てることによって普遍性という統一が把握される。普遍性によって一括されると，ややもすれば，普遍性を成り立たせている個々の具体的なものは，忘れ去られる傾向が生じる。ここでは，同じ一つの身振りと思われていても，それぞれの人の身振り，A氏の身振りとB氏の身振りは違っているはずである。が，それらはあるパターン化された同じ身振りとして括られる。普遍性は具体的なものを疎外する傾向をもつ。

B. 有声身振り vocal gesture

サルのミラーニューロンは，自分自身がピーナッツを割るときにも，実験スタッフがピーナッツを割るときにも反応した。そしてまた，ピーナッツを割る音を聞いただけのときにも反応した。同一の反応をした。

いろいろな身振りのなかで，音声をだす身振り，有声身振り vocal gesture が，もっとも重要である。身振りで述べたことが，有声身振りにもあてはまる。

道でA氏が向こうから来るB氏にたいして，「やあ！」と声をかける。この「やあ！」は，B氏に影響を与えるだけでなく，A氏自身にも影響を与える。この声かけで，A氏自身のなかに，親しみをもって反応するというB氏と同じ反応が引き起こされる。

有声身振りのばあい，「こういおう」と考えてから，発言することもある。しかし，日常的には，「いおう」と考える前に，すでにいってしまっている。日常会話などでも，発言内容を熟慮していうばあいもあるが，たいてい，その場の文脈から，反射的に自分の考えをいってしまっている。発言の中心的内容については考えるが，発言のすべてを考えてからいっているわけではない。むしろいってしまってから，発言全体をとらえるというのが実情だろう。

人は他者の影響のもとにある。それだけでなく，ある人が同じ有声身振りを使用するかぎり，ある人自身の影響のもとにもある。

これは，人が他者のなかに呼び起こす心構えを，自分自身のなかにも呼び起こしていることになる。ミードの社会行動主義の立場では，ことばの「意味」というのは，人がいったことばにたいする反応である。人がいうことばには，そのことばにたいする反応としての「意味」がくっついている。有声身振りであることばを続けることで，会話が行われる。

C. 意味 meaning

有声身振りによる会話をうまく続けているばあい，相手の有声身振りに反応するだけでは十分ではない。自分自身の作る有声身振りにも，自分自身がたえず反応していなければならない。いったことの「意味meaning」というのは，いったことにたいして反応する人びとの傾向であるともいえる。

サルのミラーニューロンがピーナッツを割る音だけでも反応した。サル自身がピーナッツを割る行為を行うとき，能動的な運動である運動感覚，触覚，聴覚をともなう。ばあいにより，後続する噛む行為や味覚も付随的にともなう。これらの一連の感覚があるときと，割る音を聞いただけのときにも，同様にミラーニューロンは反応した。同一化した。

このように，ピーナッツを割る音など，行為に対応する音が行為やそれにともなう諸感覚を想起させる働きがある。特に音声ではその働きが著しいと考えられる。

「椅子」ということばを聞いたとき，椅子に座るという運動感覚や触覚などの感覚，ばあいにより，楽になるという感覚が暗示されている。これらの感覚が「椅子」ということばの意味だといえる。

われわれは，他者がわれわれを見るように，多少とも無意識に自分自身を見ている。われわれは，他の人がわれわれに話しかけるように，無意識に自分自身に話しかけている。

自分自身の有声身振りによって，人は自分自身のいうことを聞き，人

第7章　脳内模倣による社会性発達の説明　89

びとの反応を予期して，有声身振りの意味を知ることができる。それは
また，人が自分自身のいうことを聞くなかで，他の人が反応するのと同
じように，自分自身も反応する傾向に置かれるということである。こう
いう事実が，有声身振りの重要な点である。

　A氏の有声身振りによって，B氏に反応が呼び起こされ，有声身振り
を行う。すると今度は，B氏の有声身振りが，A氏自身の行動をコント
ロールする刺激になる。B氏の有声身振りによって，A氏は自分自身の
経験のなかに，B氏の有声身振りの意味をもつ。A氏の有声身振りが引
き起こしたB氏の有声身振りの意味を，A氏は理解する。厳密にいう
と，有声身振りだけでなく，有声身振りを含む行為全体ではあるが。

D.　意味は「意識」である必要はない

　ある人が身振りをすると，ある人の身振りにたいして，通常，他の人
は適応するべく反応をする。そのような適応するプロセスが，社会的関
係である。適応プロセスとしての社会的関係とは，行動の始まりとして
の身振りと，その身振りが関与している行動の完成や結果とのあいだの
関係である。

　ミードはプラグマティズムにもとづき，従来の考えを超えて，意味と
いうのは，まったく「意識」である必要はない，という。ある人の身振
りにたいする他の人の適応する反応は，意識がほとんど関与しない反射
的な反応，無意識的な反応であることもある。しかし，それも社会的な
意味をもっている。身振りとそれに適応する反応というこの段階では，
本来の「意識」とはいえない。

　ミードは反射的な反応，無意識的な反応にも社会的意味があるという
立場で，意識なしにも社会的関係は成立すると考える。

　先にも述べたように，身振りが社会または社会集団のすべての人に
とって同一の意味をもつまでに進化したとき，内面化された身振りは
「有意味シンボル」となる。このとき，ある身振りが人びとのなかに，

ほとんど同一の心構えを生じさせる。

人間の社会的経験の過程のなかで進化して「有意味シンボル」が生まれるまでは，実際には「意識」といえない，とミードはいう。したがって，この段階では，意味は「精神」または「意識」の内容ではない。ミードは，意味がこのような社会的経験の過程で「有意味シンボル」と同一のものになったときのみ，意味は「意識」になるという。

人びとのあいだでのコミュニケーションを通じて，社会過程が可能になる。社会過程は，新しい社会的対象の全体的な組み合わせを生みだす。社会過程との関係のなかで，新しい社会的対象ができあがる。すなわち，人びとの「共通感覚 common sense」の対象として，新しい社会的対象が生まれる。これが進化し，内面化され，すべての人びとにとって同一の意味をもつと，「有意味シンボル」となる。

E. 普遍的な意味

ミードは普遍性について述べるのに，つぎのような例から始める。

紙に印刷された丸い赤があり，それを見る。経験のなかにひとつの赤がある。経験のなかにあるその赤は，経験に関するかぎり，別な機会に見たオレンジがかった赤と同一の赤と見なしている。紙上の赤にたいする感覚である赤は，感覚がなくなると消え去る。たとえば，手で眼を遮ると消える。しかし，消え去る性格に加えて，普遍的なもの，感覚に意味を与えるものがある。「赤」という普遍的なものは，色について語るときには，消え去る性質をもたない。

感覚的な「色」が正常な網膜と神経系にたいする光の直接的関係を意味するとする。丸い赤はその時刻に感覚される。そして，その同じ時刻は二度と来ない。こういった意味では，人は色をただ一度しか感覚できない。

感覚の赤は一度しか経験されない。いま，赤を認識したとする。感覚の赤は一度しか経験できないが，赤の認識そのものは，同じように何度

も無数にくり返すことができる。何度もくり返すことのできる赤の認識のばあい，経験のなかに，普遍的な性格が与えられていることになる。ここにおいて，経験のなかに与えられる意味というものがある。これが意味ないし普遍的性格である。

赤が例にだされているここでの普遍性 universality は，ある程度は異なっていても，それらの赤を同一の赤として認識する「同一化」という意味での普遍性である。

ミードは身振りとそれにたいする他の人の反応という話から切りだして，意味へ導いている。あくまで意味は社会的なものという考え方があるのだろう。

ところが，個人の経験のなかでできあがる普遍的なものは，他の人を前提してはいない。これは個人的な段階の普遍性であって，相互行為による社会的な普遍性ではない。ミードはいっていないが，他の普遍性と区別するために，「同一化的普遍性」といっておく。

ミツバチのような昆虫でも，このような普遍性を認識できなければならない。でないと，いろいろな花を区別することができない。ミツバチが蜜を集めるとき，さまざまな植物のパターンを認識できていなければならない。おいしい蜜を分泌している花を見分けなければならない。このときすでに，同一化的普遍性が働いている。

サルのミラーニューロンは，自分でピーナッツを割るときと，実験スタッフがピーナッツを割るときとに反応している。これは行為者が異なっていても，「ピーナッツを割る」という同一の行為と見なしているから可能になると考えられる。

このことは，サル自身がさまざまな機会にさまざまなやり方で，「ピーナッツを割る」行為を行って，サル自身の内部でパターン化してそれらを同一の行為と見なすことが，前提となっている。ミラーニューロンも同一化的普遍性を前提としている。同一化的普遍性は，他者の行為との同一化の際に機能するミラーニューロン以前のものであるだ

ろう。この同一化的普遍性は，自分の経験の内部で完結する普遍的なものである。

　ここでも，普遍性が生じているので，個々の具体的なものが無視される傾向が生じている。真っ赤な赤と，オレンジがかった赤とを，「赤」ということで括るさい，個々の赤は無視され，疎外される傾向がある。

F．思考

　赤が例にだされたが，この普遍的なものは単なる空想ではない。実在しているものである。ただし，机やペンのような通常の実在ではなく，理念的な実在である。普遍的なものは実在であるが，現実世界の対象から区別される。われわれは普遍的なものという理念的実在によって，現実世界の対象を思考する。思考は普遍的なものとの関連で起きる。

　思考は，現実世界のすべての出来事を超越する。目の前に鋤があるとする。鋤には一定の性格がある。しかし，どのような鋤にもある鋤の性格そのものは，現実世界のどの鋤とも無関係である。その性格は，作られていつかは消え去る現実世界の鋤という出来事とは無関係である。その性格は時間とは無関係であり，永遠の対象または永遠の実在といわれる。

　思考の社会的本性を通して発生した性格として，鋤のなかに意味が宿ると，デューイは主張する。ミードはシカゴ大学の同僚であり友人であるデューイをここで引用している。ミードは，色が視覚器をもつ人の経験のなかに出現するように，意味が社会的経験のなかに出現するという。

　思考の対象，つまり，意味そのものは，人びとを通して経験のなかに発生する。ある人がある対象にたいして反応する。その自分自身の反応のなかには，他の人の心構えが含まれている。他の人の心構えをも取得するよう，ある人は自分自身を刺激している。意味は他の人にたいして指示されうる。が，一方で，同じ過程によって，意味は，指示しているある人自身にも示されている。

A 氏が鋤にたいしてある身振り，行為をするとする。さらには鋤にたいする一連の身振りや行為の集積として，態度ができあがる。それを見ている B 氏は行為には移さないが，鋤にたいする A 氏の態度を自分のなかに引き起こす。いわば，仮想的に実行する。こうして，見ている B 氏は行為する A 氏の鋤にたいする態度を取りいれる。鋤にたいして態度をとる A 氏にとっても，その態度を見ている B 氏にとっても，この態度はほぼ同一な鋤の「意味」をなす。ここでのほぼ同一な意味は，社会的行為のなかで起きている。相互行為的普遍性というレベルの普遍性である。先ほどの「赤」の意味のように，個人内部で起こっている普遍性，同一化的普遍性のレベルではない。むしろ，同一化的普遍性を前提として，そのうえにある普遍性である。

G. パースペクティブ性と普遍性

人は自分自身のパースペクティブと他者のパースペクティブを区別し，他者にとっての意味と自分自身にとっての意味との違いを区別している。そして，人が他者にたいして身振りを示すばあい，自分自身のパースペクティブから示すが，他者のパースペクティブも考慮に入れる。

他者のパースペクティブをも考慮するさいには，他者のパースペクティブのなかでの身振りの意味を，自分自身に示さなくてはならない。人は自分自身のパースペクティブから身振りを他者に示すが，同じパースペクティブにいながら，他者のパースペクティブでの身振りの意味を自分自身に示す。そうしたとき，身振りで示された意味が社会過程において同一であるべきだろうから，意味はさまざまなパースペクティブのなかで同一でなければならない。

したがって，ある人という単一のパースペクティブのなかで，さまざまな他の人たちのパースペクティブが組織されていくが，意味はそのなかで同一性を保つものでなければならない。意味は多くのパースペクティブのなかで，普遍的なものでなければならない。

ある人のパースペクティブは他の多くのさまざまなパースペクティブを組織化していく。この組織化は，実際にはないようなパースペクティブをも許容しなければならない。そのかぎりで，この普遍性は論理的に無限に拡大される。

ここでいう普遍性は，他の多くのパースペクティブを重ね合わせて統合され構成されていく普遍性である。仮想的な無限に多くの他者のパースペクティブをふまえることのできる普遍性である。そしてそれらを統合したうえでの普遍性である。他の普遍性と区別するために，ミードはいっていないが，これを「パースペクティブ的普遍性」といっておく。

ピアジェらは「三つの山」問題で，パースペクティブの問題を知的発達の観点から検討した。同一のものがパースペクティブによって，どのように異なった見え方をするか，調べた。ある発達年齢にならないと，同一のものがどのような異なった見え方をするか，仮想的にとらえられない。

先に知的に高機能の自閉症児で，こういう能力が損なわれていないというホブソンの研究を紹介した。したがって，同一のものが他者のパースペクティブではどのように異なる見え方をするのかは，自閉症児はその地点に行かなくてもわかる。他者のパースペクティブを統合できていると考えられる。おそらくパースペクティブ的普遍性は自閉症児でも可能だろう。

また，「三つの山」問題のある課題では，模型の山と，カードの描かれた山を比較させている。立体的な模型の山と，カードの絵の平面的な山を同一と見なさなければならない。したがって，パースペクティブ的普遍性は，同一化的普遍性が前提となっている。

パースペクティブ的普遍性ではさらに，同一のものがパースペクティブによってどのような異なる見え方をするかを，その位置に行かなくても仮想的に認識できなければならない。そしてそれらを統合できていなければならない。

サル自身の行為にたいするパースペクティブと，実験スタッフを見た
ときのパースペクティブは，それなりに異なっているだろう。ミラー
ニューロンにもこのような能力があるかどうかわからないが，リゾラッ
ティらの実験で示された範囲では，なにもいえない。

このパースペクティブ的普遍性でも，普遍性であるので，個々のパー
スペクティブは，いったん普遍化されると，無視される傾向が生まれ
る。普遍化されると，個々の具体的なパースペクティブがややもすれ
ば，疎外される傾向となる。

H.　行為における意味の普遍性

ミードはパースペクティブの普遍性について述べておきながら，つぎ
のようにいう。しかしながら，行為における意味の普遍性は，対象の性
格にたいするさまざまなパースペクティブの差異とは無関係なものであ
る，と。

これは興味深い。ミードもパースペクティブ的普遍性を，相互行為的
普遍性から区別している。他者との行為のなかで社会的に構成される相
互行為的普遍性は，他者のパースペクティブを仮想的にとれる能力を必
要とはしていない。パースペクティブ的普遍性とは異なっている。

他者の行為の目的や意味は，1歳以前でも十分に理解できる。しか
し，「三つの山」問題で示されたように，他のパースペクティブを仮想
的にとれる能力はさらなる知的発達を必要とする。相互行為的普遍性は
ミラーニューロンの能力レベルであるが，パースペクティブ的普遍性は
それ以上の能力が必要なのだろう。

対象の性格は，使用される身振りや態度によって示される。ある対象
にたいして，A氏が身振りを使用する。A氏の身振りへの心構えは，
身振りを見ているB氏の内部でも示される。そして，B氏はA氏の心
構えを知る。B氏はA氏の心構えを知ることで，次の行動ができる。

身振りは協同的過程における適切な刺激として役立っている。そのた

め，有意味な身振りは，人間相互のあいだで同じ意味をもつ必要がある。有意味な身振り，有意味な行為のもつ意味は，普遍的でなければならない。有意味な身振りは，同じ意味が生じる経験と行動の社会的過程を前提にしている。

I. 社会的意味

会話の世界は，参加する人たちの集団によって構成される。会話の世界に参加する人たちは，経験と行動とが共通である社会過程を遂行している。この共通の社会過程のなかで，身振りは，その集団のすべての人にとって，共通の意味をもたなければならない。会話世界は，共通の体系，あるいは社会的意味の体系である。

共通の意味をもつというのは，上で述べた「相互行為的普遍性」をもつということである。社会行為の過程，つまり，社会過程のなかで学習され，修正され，切磋琢磨されて，人びとがほぼ共通の意味，同一の意味を得ていると解している「普遍性」である。言語における意味の普遍性もここに位置する。

J. 反省と知性 intelligence

反省または反省的行動は，自分自身に距離を置いて意識する自己意識という条件のもとでのみ生じる。反省によって，さまざまな社会的環境や自然的環境と関連して，目的のコントロールと組織化が可能になる。

「自我」の組織化とは，社会的環境にたいする態度を組織化することである。逆に，社会的環境の関連からみれば，自我の組織化とは，社会的環境がその人にたいしてとる態度の組み合わせでもある。あるいは，社会的環境を構成する社会的経験と社会的行動の過程における機能的要素として人はある。

ミードは社会は人びとの行為から成り立っていると考えるが，社会そのものは自立しているとも考えている。社会そのものは，個人と関わる

ところもあるが，個人を離れたところにもある。ここで，「社会的環境の関連からみれば」といっているのは，そのことを示している。

人は，対象のどんな性格が特定の反応を引き起こすか知っていて，自分自身に示すことができるが，他の人にも示すことができる。われわれは「知性 intelligence」によって，ある種の反応を導きだす対象の性格を指摘できる。そのような能力が，人がもつ反省的な知性を，下等な動物の知性から区別する。

たとえば，探偵を派遣する探偵局のスタッフと，犯人を追いかけるだけの警察犬とには知性の二つのタイプがある。警察犬は特定の匂いにたいして人間を超えた能力を発揮する。しかし犬の知性は，他の犬にその匂いがどうであったかを示すことはできない。

探偵局のスタッフは，派遣する探偵に犯人の特徴を説明する。犬の知性にたいして探偵局のスタッフの知性は，犯人の特徴がどうであるかを示すことができる。これが，「理性」ということに含まれているものである。

K. 合理的行動 rational behavior

どのような複数の刺激がどのような複雑な反応を呼び起こすか，人は自分自身に示し，刺激の順序によって，反応全体がどうなるかを判断できる。人はこれらの刺激や反応を，自分自身にも他の人にも示すことができる。これが知性にもとづく合理的行動 rational behavior と呼ぶものである。これによって，合理的行動は下等動物の非合理的な知性から区別され，また人間の合理的でない行動から区別される。

人は，ある特定の刺激を別な刺激から選択できる。ある特定の刺激を他の多くの刺激から選びだし，それを別な刺激と再結合させて，それらの刺激にたいする反応を記憶することができる。そういう刺激と反応の領域を分析する力をもっている。

人は自分の活動のなかに入りこみ，自分の活動を分析し，特殊な要

因に注目する。そこからある特別な刺激にたいする反応を人は記憶できる。そして，これらの記憶された刺激と反応を結合して，別の行動を構築できる。これが学習である。刺激をコントロールするのを学ぶのが，学習，教育である。

L. 有声身振りと言語

　人間集団の行為のなかで特にことば word という有声身振りは，注意を特定の対象に固定するのに役立つ。有声身振りは，人びとを自発的に注意させるのに役立つ。有声身振りという行動によって，ものごとの特定の性格が示される。人びとは有声身振りによって，ものごとの特定の性格を指摘し，その性格を記憶し，その性格にたいする反応を記憶する。こういう分析能力が，人間の知性にとって本質的であり，ことばによって可能になる。

　たとえば，A 氏が危険にさらされている B 氏に，「クマだ，危ない，逃げろ！」と，素早く危険を察知するように呼びかけたとする。呼びかけている A 氏自身も，B 氏と同様に，危険にさらされ，跳び上がって逃げ出す態度のなかにいる。もっとも，この行動は遂行されないが。

　サルのミラーニューロンはピーナッツを割る音を聞くときには，サル自身がピーナッツを割るときと同じ反応をする。割る音を聞いているだけのときは，サルは実際にピーナッツを割る行動をするわけではないが，ピーナッツを割る態度のなかにいる。

　これまでにも述べたように，一般に，身振りは，他の人のなかに呼び起こされる反応を，自分自身のなかに呼び起こす傾向がある。有声身振り，ことばもそうである。有声身振り，ことばは，他の人の反応を，ことばを発する人自身のなかにももち込む。有声身振りを行う人は，その刺激の特殊な性格を自分自身のなかで隔離する。したがって，有声身振り，ことばによる他者の反応は，有声身振りを行って刺激の性格を隔離している人のなかにもあることになる。

M. コミュニケーション communication

ミードは定義していないが，コミュニケーション communication は，人びとのあいだでの身振りの交換と考えられる。有声身振りであることばだけではなく，もっと広い意味での身振りが含まれる。

身振りはその身振りによって人が他の人のなかに引き起こす反応を，自分自身のなかにも引き起こす。が，反応の準備をするだけで，自分自身の身体に直接的な反応を引き起こさない。

それと同じように，コミュニケーションによって，精神的領域におけるさまざまな反応の準備が，われわれに与えられる。われわれはこれらの反応を実行はしない。が，それらの反応の準備は，現実世界の対象についての意味を形作る。

有声身振りであることばは，刺激を指し示す。たとえば，A 氏が B 氏に「危ない！ 自動車が来ている」と叫んだとする。B 氏はこのことばでもって，危険という刺激を察知して，反応し，自動車を避ける。

一般に，ことばによって指し示されたこれらの刺激にたいして反応が起こる。ことばによって，人びとの反応が変化する過程が引き起こされる。人びとのあいだの行動の体系が，ことばによって変化する。まさに，ことばは社会過程としてあるようになる。変化する反応と，ことばとに対応関係が生じる。こうして，あたかも反応がことば自身のなかにあるかのようになる。ことばによって，われわれは反応を選びだすのが可能になり，その反応を記憶できるようになる。

コミュニケーションの過程によって，精神的領域のなかに素材が提供される。コミュニケーションの過程において，身振りは他者に影響を与えるのと同じように，われわれ自身に影響を与える。

N. 知能 intelligence

与えられた状況で，知性による予想によって未来の反応を選択できることから，未来の反応に対応する現在の行為を決定することができる。

選択の可能性が働くことで，知的行為や行動は，反射的，本能的，習慣的行為や行動から区別される。知的行為や行動は遅延された反応といえる。それは，反射的，本能的，習慣的行為，行動である直接的反応から区別される。遅延された反応なしには，あるいは，それとの関連を抜きにしては，行動にたいする意識的または知的なコントロールは働かない。

知能は知性にもとづき，過去の経験をもとに，未来の可能な結果との関連で，現在ある問題を解決する能力である。過去と未来の両方に照らして，または両方との関連で，現在の行動を決定し問題解決をはかる能力である。

O. 条件反射

よく訓練された兵隊は，条件反射の組み合わせを示す。上官の特定の命令によって，特定の隊列がとられる。命令がなされたときに，兵隊の自動的な反応が見られる。

そこでは兵士たちは思考なしに行動している。もし兵士がその状況のもとで思考したとしたら，ただちに行動がぎこちなくなり，本来の訓練された行動はできなくなるだろう。兵士たちの機敏な行動は，ある意味で，思考の欠如による。

もしわれわれが「椅子」ということばを聞き，椅子に座るという傾向をもつならば，この「椅子」ということばによって，座るという反射が条件づけられているといえる。「椅子」ということばは，この座るという行為を開放する刺激である。このように条件づけられることで，行為を開始する地点に達する。

椅子の意味はそれに座ることであり，金槌の意味は釘を打つことである。これらの反応行為が実際に遂行されなくても，神経は興奮させられている。中枢神経系におけるこれらの過程の神経興奮はおそらく，意味と呼ぶものにとって不可欠のものである。

このようにミードはいっている。この章のはじめに述べたように脳内

の神経過程を想定しており，まさにミラーニューロンを予想させるものである。

椅子に座るとか，釘を打つという反応の過程が暗示されることによって，椅子とか金槌という観念または意味が生まれる。その観念が，「椅子」とか「金槌」という特定の有声身振り，つまりことばと結びつくようになる過程が，人間の活動のなかにある。

｜P．観念

対象としての椅子を，「椅子」ということばと結びつける過程がある。社会のなかで人が椅子と「椅子」ということばと結びつける過程を遂行し，そして内面化する。思考が意味するのは，椅子と「椅子」ということばを結びつける内面化の過程である。そして，幼児が観念を獲得する過程は，自分のまわりの人びとと交わる過程であり，社会過程である。

有声身振りであることば刺激は，他の人に反応を呼び起こす。それだけでなく，他の人の反応を受けいれる人，つまり有声身振りを行ったその人自身も，さらにその場に居合わせる人たちもまた，潜在的に自分自身そのことば刺激，その有声身振りを使用し，自分自身のなかにその反応を呼び起こしている。観念を与えるということに含まれているのはこういう事実である。

有意味な会話では，ことばを聞く人がそのことばをその人自身へと関連づけながら使用している。他の人に語りかける過程は，同じく自分自身に語りかける過程である。それは，他の人のなかに呼び起こす反応を，自分自身に呼び起こす過程である。

Ａ氏がＢ氏に話しかけているのを，Ｃ氏が観察する。そのとき，同じ有声身振りに対応するものをＣ氏は潜在的に自分自身に使用し，それを自分自身にくり返していう。そして，Ａ氏がＢ氏に話しかけ，Ｃ氏が聞いている話の意味を，Ｃ氏はもつ。すなわち，観念をもつ。意味はＣ氏のものになる。

Q. 観念の領域

遅延された反応，つまり，反省による知性によって，無反省的な直接的行為から，反省的行為が区別される。知性にもとづく心的過程は，中枢神経系によって表現される態度のこの領域で発生する。したがって，この領域は観念の領域である。

たとえば，いままだ遣いをすれば，未来において困るだろうと，予想する。そのため，現在の欲求をコントロールする，つまり，我慢する。この観念の領域は，現在の行動によって未来に起こるだろう結果を予想して，現在の行動をコントロールする領域である。

あるいは，来たるべきクリスマスに新しい上等のコートを買いたい。そのためには，いま節約しなければならないと，考える。この観念の領域は，未来に行うだろうと予想される行動によって，現在の行動をコントロールする領域である。

賢い人は明確に進路を追求し，状況を描き，未来の状況との関連で自分の行為を方向づける。目の前の課題にたいしては，現在できる行為で対応すれば，こういう未来の状況が予想されるという見地から，発言する。この種の思考が，人間という種を特徴づけている。

R. シンボル symbol

獲物の匂いが猛獣の注意を引きつける。その匂いに注意することで，猛獣は飢えを満たす未来を予測する。このような状況と，知性にもとづき合理的に行動する人間の行為との相違は何か。人はなんらかの仕方でこのような対象の性格を，他の人と自分自身に示せる。ここに根本的な相違がある。このような指示する身振りによって，対象の性格をシンボル化できる。シンボル化は，知的行為が道具を得るメカニズムをつくりだす。

熊を見たら人は逃げ出すだろう。熊の足跡さえもそのような反射を条件づけている。また，「熊」ということばがその人や友人によって喋ら

れても，同じく反射を条件づける。こうして，「熊」ということばのような記号は，行為に関するかぎり，対象をイメージするものとなる。

　「熊」ということばを聞いて，反射的に逃げるという条件づけがあるとき，経験は二段階に分けられる。「熊」ということば，「シンボル symbol」は熊を意味し，次にシンボルで意味された熊は逃げることを意味する。

　このような状況にあって，熊の足跡を見た人は，その足跡そのものを恐れるのではない。その足跡によって意味された熊を恐れているのである。熊の足跡と，「熊」ということばであるシンボルは，反応を条件づけているか，発現させる。が，恐怖の対象は，記号や足跡ではなく熊である。

　シンボルを分離することで，人は対象の性格をその現場から離れていてももつことができる。そこに熊がいなくても，「熊」ということばで「恐れる」という関係が冷静につかまれる。そして，「恐れる」と「逃げる」という反応が冷静に関係づけられる。シンボルによって，対象との関係における対象の性格が分離され，その結果，反応との関係においても対象の性格が分離される。これが，人間の知性を独特なものとして性格づける。特定の性格を示せるシンボルの組み合わせをもち，シンボルの組み合わせでもってその性格を示す。そのなかで，直接的環境から離れてその性格を保持して，関係だけを冷静に明確にできる。

｜ S. 精神をもつ

　対象との関係で，また，対象にたいする反応との関係で，対象の性格を分離する能力が，人間がものごとを思考するとか，「精神 mind」をもつということである。

　行為においてこのような経験の水準を可能にするもの，ある性格を他の性格やそれによる反応との関係で選択するもの，それはシンボルの組み合わせ，すなわち「言語 language」である。言語は，社会的行為と

しての有声身振りである会話のなかで発生する。

　人が野原を横断しているさい，跳び越せない地面の割れ目に遭遇したとする。犬でも人でも渡れる地点を見つけようとするだろう。人は渡れるすべての可能性に注意する。橋というシンボルを思い浮かべる。橋があれば渡れると考える。彼は自分の前方にある橋として使えそうな樹木を見つける。彼は橋を作るプロセスを，言語的に，あるいは言語的意味によって論理的に秩序づけられたイメージによって考える。すなわち，橋というシンボルによって樹木の橋を作る可能性を保持し，橋を作る過程にかかわるいろいろなシンボルやイメージを相互に結びつけ，そうすることで最終的行動ができるようにする。

　ある対象の性格を示すシンボルを用いるとき，つまり，対象と反応の関係を示すシンボルを使用するとき，シンボルによって対象の性格が選びだされる。つぎに，対象の性格が行為を決定する。シンボルによる対象の性格の記述と，行為の決定のあいだ，人は対象の性格を保持している。したがって，シンボルは対象の性格の保持を可能にする。

　行動の始まりは，彼の経験のなかにある。彼は言語的に，あるいは言語的に意味づけされたイメージでもって，行為を決定する。彼はすでにある方向に行く傾向をもち，彼がしようとすることはすでにそこにある。言語的シンボルは，単に反射を条件づける代わりに，刺激を選択する方法となっている。言語的シンボルによって，さまざまな反応が諸行為のひとつの形態，行動に組織される。

T. 言語と意味

　心的な mental ものである「精神 mind」は，対象の性格にたいして関係をもつ。つまり，精神は対象の性格にたいして，行為的な心構えをもつ。さらに精神は，対象との関係で対象の性格を分離する能力をもつ。対象の性格へ心構えをもち，対象の性格を分離する精神は，もろもろの対象へのさまざまな関係をたずさえている。精神は，置かれた状況

にたいして言語によって媒介されるこのような関係を含む。精神は言語的シンボルの組み合わせから成り立っている。

　対象が目の前にあるとき，心的過程は対象そのものにたいして関係をもつのではなく，対象の意味にたいして関係をもつ。対象の意味は，高度に組織化された心構えによっていい表される。高度に組織化された心構え，あるいは態度は，もろもろの要因が現在に存在している状況を含むだけでなく，時間的関係をも含んでいる。すなわち，態度は過去にすでに始められたことについて，さらに未来に起こるだろう反応にたいして，現在の反応が適応していく状況を含んでいる。対象と関わるこのような態度の組織化が，対象の意味を構成する。

　対象の意味は，各人によって異なっているのではなく，共通のものになっている。そういう普遍性をもっている。社会に属する多くの人びとが相互に関わり，「相互行為的普遍性」によってだんだんと磨き上げられて，きわめて共通なもの，普遍的なものになる。

　ミードはいっている。対象と関わる心構え，態度の組織化されたもの，つまり対象の意味は，普遍的なものと考えられる。

　ある反応を引きだす刺激のほうがそれぞれ特殊な異なったものであったとしても，刺激にたいして一定の反応が習慣的に引き起こされるということで，このような普遍性が生まれる。習慣的な反応を呼び起こす刺激がたとえすべて異なっていたとしても，反応が同一であるということに，普遍性は現れている。

　たとえば，犬にたいして A 氏はだいたい親近感をもつ。B 氏は恐怖感をもつ。A 氏も中型犬までなら親近感をもつが，大型犬には恐怖感をもつ。C 氏は柴犬にしか親近感をもたない。親近感と恐怖感だけしかいっていないが，一緒に散歩するとか，抱くとか，その他のさまざまな心構え，態度を，犬にたいして人びとはもつ。人によって異なっているが，人びとの犬にたいする心構え，心構えの集合体である態度には，全体としてある種の反応パターンがある。このパターンが犬の意味を形作る。

このような態度相互の関係は,「実体」とその属性の関係に光を投げかける。たとえば,実体として家が,白い家なら白という色によって説明される。このばあい,白という色の属性が適用されている。白であってもクリーム色であっても,家そのものには色はどうでもよい。白という色は家という特定の実体に,偶然的なものである。ここでは,特定の実体である家に,特定の性格である色が属する関係は,本質的でなく,特殊な関係である。

しかし,家はわれわれを守らなければならないし,眠っているときも目覚めているときも,われわれに場所を提供しなければならない。家族生活の必要に応えるものでなければならない。これらは反応の組み合わせを表す本質的なものである。この反応の組み合わせが家の本質をなし,家の意味をなす。それに対し,家の色や家のなかの装飾品は特殊で本質的でないものである。

変化する特定の反応がある一方で,変動しないままの,多かれ少なかれ標準化された反応の統一体がある。反応の組織化された組み合わせは,対象の意味に対応する。きわめて多様な刺激によって呼び起こされた習慣的反応において,すなわち,その普遍性において,反応の組織化された組み合わせは,対象の意味に対応している。

U. 社会的環境

生物の内部に,眼や耳などの感覚器,つまり感受する構造がある。超音波を人間は感じないが,コウモリは感じる。そのように,感覚器の構造によって生物が知覚する外的な対象の性格が,選択的,相対的に決定されている。

環境のなかにある対象の性格は,生理学的感受性をつうじて選択される。生物と環境との関係のなかで,意識は,環境にたいして生理学的感受性で選択された対象の性格を,さらに選択し,情緒的価値などを作りだす。

牛のような草食動物が世界にいるから，草が食物になる。食物としての草は，草食動物がいなかったら存在しない。牛のような草食動物が出現することで，「食物としての草」という新しい対象ができあがる。その意味で，草食動物は，「食物としての草」という対象の出現に責任がある。それと同じように，人間が出現することで，人間の性格のために，いろいろな対象が存在するようになる。

生物はある意味で，その環境にたいして責任がある。生物と環境は相互に決定しあい，その存在を相互に依存しあう。生命過程は，この二つの相互関係によって考察されねばならない。

生物と環境の関係は，人と社会環境の関係へと広げることができる。社会環境と人の行動との関係は，生物学的環境と生物の活動との関係と類似している。

ミードは例をだすが，時代背景から古い話になる。ある人が仕事で遠方の取引先へ行こうとする。最初に電報を打ち，次に交通の手段を選び，それからお金を引きだすために銀行に行く。そのお金の一部で，汽車のなかで読む本を手に入れる。そういう反応の組織化された組み合わせがある。

銀行でお金を引き出すという反応のひとつの組み合わせから，本を買うという別の組み合わせに進むにつれて，次の反応の組み合わせに対応する環境，ここでは汽車で本を読むという環境を選択している。ひとつの反応を終えることは，次の段階の他の対象を見る位置に自分自身を置くことである。

社会的環境は，社会的活動の過程によって意味を与えられる。社会的環境の意味は，このような社会的活動と，社会的活動の過程に従事している人びとの集団との関係において発生する。

V. 精神

「心的なもの」すなわち「精神」ということばを，人間に限定して使

108

用する。というのは，人間のみが，精神の性格，精神の意味を分離でき
るようにするシンボルの体系をもつからである。

　モグラなどの動物にも，環境と関係した行動の複雑な要因がある。
が，人間は環境のなかにあって，複雑で高度に組織化された反応を呼び
起こす性格を，シンボルの体系によって，自分自身と他の人にたいして
示すことができる。自分や他の人に示すことによって，反応をコント
ロールできる。

　心的なものは，人が他の人と自分自身にたいして，意味を示すことが
できるときにのみ発生する。ここに精神が出現する。対象の意味を選び
だし，それを他の人と自分自身に示す能力は，人間に特有な力を与え
る。このコントロールは，シンボルの体系である言語によって可能に
なった。意味をコントロールする機構は，精神を構成する。言語から，
精神の領域が出現する。

　人びとが相互作用している社会的脈絡のなかで，人びとの経験を含む
社会的行動の観点から，個人の内的経験をとらえなければならない。社
会過程のなかで精神は発生する。社会過程に含まれるすべての人の経験
のなかに，全体としての社会過程が入っている。あるいは，そういう経
験のなかに居合わせているときにだけ，精神は発生する。このことが起
きると，人は自己意識的になり，精神をもつ。人は社会過程のなかで，
全体としての過程にたいするその人の関係，その人とともにその過程に
参加している他の人にたいする関係を自覚するようになる。

4. 自我 self

A. 自我 self

　自我 self は生まれたときからあるのではなく，社会的経験と活動の過
程のなかで生じる。自我は二つの側面から発展する。ひとつの自我の側

面は，全体としての社会的経験と活動の過程にたいするその人自身の関係の集積という側面である。もうひとつの側面は，社会的経験と活動の過程のなかにいる他の人びとにたいするその人の関係の集積という側面である。

われわれは自我の糸によって記憶を組織化する。われわれは，しばしば，日付も場所も明示できない記憶をもつ。突然，イメージがわれわれに現れて，その経験がいつ起きたかを説明するのに当惑することがある。こういうイメージには，自我の糸が関与していないように思われる。人間が生きていることのなかに，つねに自我が含まれているわけではない。感覚的経験，つまり，周囲世界にたいして習慣的に反応する経験のなかには，自我は必ずしも含まれていない。

デカルト以来のヨーロッパの哲学とは違って，ミードは自我が社会的関係のなかでしか存在しないという考えから，このようにいう。

このような自我の含まれていない直接に起きる経験と，経験を自我自身の経験にする自分自身の組織化とを区別しなければならない。われわれはできるだけ多くの経験を自我の経験に組織化しようとする傾向をもつ。

B．自我と身体

自我は身体 body から極めて明確に区別される。身体はいつもそこに存在する。しかし，自我はいつもそこに存在するわけではない。条件反射では，経験のなかに自我が働かなくても，身体は極めて知的な仕方で行動する。そして，自我は自我自身を距離を置いて見ることができる。自我は自分自身にとって対象となることができるという特徴をもつ。その特徴でもって自我は他の対象から区別され，また身体からも区別される。

身体の部分は，机やペンのような他の対象と同じような対象である。そういう意味で，身体の各部分は外部の対象であるが，身体には対象と

110

しての自我は含まれていない。対象としての自我は，身体の各部から
はっきり区別される。

自我の特徴は，自我自身にとって対象としてあるということである。
これは「自我 self」ということばのなかに表れている。この特徴は，再
帰的で，主体 subject と客体 object，つまり両方のあり方をもつことが
できることを示している。

たとえば，He himself says so.〈彼自身がそういうのだ〉のばあい
は，主体となっている。She has no thought of self.〈彼女は自分の利益
を考えない〉のばあいは，客体となっている。

ある人が他の人に追いかけられ逃げて走っているとき，その追いかけ
られている人はこの行為にまったく専念している。その人の経験は周
りの対象のなかに飲み込まれているので，その人はさしあたって自己
self，つまり自我についての意識をもたない。このように，自我が入ら
ない種類の経験がある。

理性 reason は，経験の分野についての自分自身の分析にまで及ばな
いかぎり，完全なものにならないだろう。さらには，他の人びとの自我
がもつ経験の分野と同じ経験の分野に，人が自分自身を置かないかぎ
り，理性は完全なものにならないだろう。理性にもとづく合理的行動
にとっては，人がこのように，自分自身にたいして客観的態度をとるこ
と，自分自身にたいして対象になることが必要になる。そうでなけれ
ば，われわれはただ意識をもつだけで，自己意識 self-consciousness は
もたない。

C. 自我と社会

人は同じ社会集団の他の人の成員の観点から，自分自身を経験する。
あるいは，人が所属する全体としての社会集団の一般化された観点か
ら，人は自分自身を経験する。人は自分自身を直接的にではなく，間接
的に経験する。人は自我として，直接的に，つまり自分自身にたいす

る主体 subject になることによって，その人自身の経験に入るのではない。その人の経験のなかで他の人が対象であるように，その人が距離を置いてその人自身にとって対象になることではじめて，その人自身の経験に入る。

有意味シンボルの意味でのコミュニケーションは，他者にたいしてだけでなく，自分自身にたいしても向けられたコミュニケーションである。「コミュニケーション」は，人が自分自身にとって対象になるような行動の形態を与える。人の行動の部分としてこのようなコミュニケーションがあるかぎり，コミュニケーションには自我が含まれる。

A 氏が B 氏に向けて語ったとき，そのことには A 氏自身も反応している。そのとき，A 氏自身の反応も A 氏の行為の一部になっている。A 氏は自分自身を聞いており，自分自身に反応している。A 氏は，B 氏が A 氏に応答するのとまったく同じように，A 氏自身に話しかけ，A 氏に応答する。

つまり，A 氏は語り，その語りを A 氏自身が聞く。A 氏が聞いた自分自身の語りで，B 氏の返答を予期する。予期するということは，A 氏の語りに A 氏は応答しているということになる。ここでは，A 氏が A 氏自身にとって対象になるような行動をもっている。

自分自身にたいして対象になれるものとして自我は，本質的に社会構造である。自我は社会的経験のなかで生じる。社会的経験の外部に発生する自我は考えられない。自我が生じたときには，その人も自分自身を友としてもち，自分自身とともに考え，会話する。

われわれは自分のいっていることを理解することによって，他の人びとにたいするわれわれ自身の話をたえず追いかける。自分のいっていることを理解して，その理解を会話の方向を決めるのに利用している。

人が自分自身に反応することは，必然的に自我に反応することである。対象としての自分，つまり自我に反応することである。この種の社会的行為が，自我の現れる行動を与える。

言語行動では，人は自分自身に反応する対象となっているが，言語行動以外にはそのような行動の形態はないだろう。人が自分自身に反応する対象にならないかぎり，人は反省的意味での自我ではない。この事実がコミュニケーションに決定的な重要性を与える。

われわれは知人と関わるとき，自分自身をいろいろな異なる自我に分割する。ある人と政治を論じ，他の人と宗教を論じる。いろいろな異なる社会的反応に対応して，いろいろな異なる自我がある。社会的反応に応じて，自我には下位の異なる自我の類型が属している。

社会過程それ自体が，自我の出現に責任がある。人は社会過程を自我としてとらえていくが，このような自我の類型の経験なしには，社会過程は存在しない。

| D. 会話の世界

人が自分自身のなかに反応を引き起こし，また自分自身の反応に応答している状況ができあがる。この状態は，他の人に影響を及ぼすのと同じ社会的刺激が，その人自身に影響を及ぼしている。こういう状況が，例えば，言語のなかにある。そうでなければ，人は自分のいっていることの意味を把握できない。有意味シンボルとしての言語がなくなる。

ある人が身振りを行う。それを見ている他の人は，その身振りが完成される段階の行動を予期する。ある人の身振りでもって始まり，一連の身振りである行動によって完成されると予期されるものにたいして，他の人は反応する。ある人が行う身振りの意味は，身振りにたいする他の人の反応のなかにある。

人が椅子について考えようとするとき，椅子についてシンボルをもつ。シンボルは椅子の形でもよいし，だれか他の人が座るときにとった態度でもよい。しかし多くのばあい，言語シンボルがこの役目をする。思考過程において意味をもつシンボル，反応を呼び起こす傾向をもつシンボルは，他の人にとっても，同じようにこのような目的のために役立

つシンボルでなければならない。

コミュニケートする人は，他の人が影響されるのを予期するのと同じように，その表現によって自分自身も影響されている。思考はつねにシンボルを含む。シンボルはそれが思考する人のなかに呼び起こすのと同じ反応を，他の人のなかにも呼び起こす。このようなシンボルは，会話の普遍的世界を構成する。

興味深いことがある。怒っている人は，その怒ることで他の人のなかに呼び起こしている恐怖を，怒っている人自身のなかに呼び起こさない。怒ったときに自分自身のなかに恐怖を呼び起こしたとしたら，びっくりして怒ることさえ止めてしまうだろう。つまり，われわれの行動の感情的部分は他者のなかに呼び起こす反応を，直接にわれわれのなかに呼び起こさない。われわれは，罵声でもって他の人を驚かせても，その語調で自分自身が驚かされない。われわれが有声身振りでもって有意味な話をするばあいには，われわれは他者のなかに呼び起こす型の反応を，われわれ自身のなかに呼び起こさなければならない。それに対して，有声身振りの感情的側面においては，他者のなかにわれわれが呼び起こす反応，たとえば恐怖を，われわれ自身のなかに呼び起こさない。

E. 生霊

対象としての自我の始まりは，「生霊 double」を考えた人びとの経験のなかにあるだろう。生霊は子どもたちが設定した「想像上の遊び仲間 imaginary companion」として現れる。この遊び仲間を通して，子どもたちは遊戯のなかでの自分の経験をコントロールできるようになる。

「double」は，二重とか二倍とかの意味が普通であるが，「生き写し」とか「生霊」の意味もあるようだ。

未開人のあいだでは，自我と身体を区別するために「生霊」と名づけるものが認められる。人は物のような自我をもっている。この自我

114

は他の人びとに影響するように，その人自身によって影響を受ける。この自我は身体から離れることができ，また身体に帰っていくことができる。これが，分離した実体としての「魂 soul」の概念の基礎である。子どもたちのなかにこのような生霊に符合するものが見られる。

ミードはここで生霊や魂のようなものに触れている。子どもが想像上の遊び仲間として生霊をもっているとする。これがパターン化された遊びにおける遊び仲間の想像版なのか，それとも実際の人間のように自発性をもち，自由にものを考え，自分と異なった意見をももつような内的世界をもった仲間であるのかに，大きな違いがある。後の自発性をもち，内的世界をもつ自我を，結局，ミードは考察しなかったようだ。

F. 役割

ここでミードにとって重要概念である「役割 rôle」を扱う。原文では役割は，「rôle」となっている。今は「role」と記されるのが普通だろう。『精神・自我・社会』が学生のノートをもとにしているためか，「役割 rôle」を定義していない。生前に書かれたミードの論文のどこかにあるかもしれないが，ここはアメリカ社会学で大きな影響を与えたパーソンズ Persons,T. の著書『社会大系論』(*The Social System*. The Free Press, Glencoe, Illinois, 1951. [佐藤勉 訳：*社会大系論*. 青木書店，東京，1974]) から借りてくる。

社会システムのもっとも要素的な意味で単位は，行為 act である。社会システムのもっと大きな分析のためには，行為よりも高次の単位を使うのが便利である。それは，社会システムの重要な単位として，「地位 -役割 status-role」である。

行為者がパターン化された相互行為の関係に参加することがある。この参加において，一方で，行為者が他の行為者に対応して，社会システムのなかのどこに位置するかという位置的な側面がある。これが行為者の「地位」である。

他方で，行為者が他の行為者との関係において，どのように振る舞うかという側面，過程的側面がある。これが行為者の「役割」である。

このようにパーソンズはいっている。

ミードは地位と役割を区別して用いていない。役割のなかに，地位も含んでいるように思われる。ある特定の人は，もろもろの対象にたいして，いろいろな態度をとる。そのいろいろな態度にもその人なりの統一的なパターンがある。ミードの文脈から「役割」は，ある人が他の人にたいしてとる態度パターンの統一的な集積をいっているようだ。パーソンズの見解を加味すると，パターン化された相互行為の関係に参加するさいに，地位も含めて，どのように振る舞うかという側面を役割ということにする。

子どもは，母親のふりをし，教師のふりをし，警官のふりをして遊ぶ。そして，さまざまな役割を取得する。しかし，子どもが他の人の役割を取得するという意味で，犬が明確な役割を取得するようなことはない。

子どもが役割を取得するプロセスを考える。まず，たとえば敬礼をするとか，警官のふりをするという特殊な反応または反応のグループを呼び起こす刺激を，子どもが自分自身のなかにもつ。そして，子どもは警官のさまざまなふりをするという刺激を組み合わせて，その組み合わせをもつ。子どもがふりの組み合わせのうちのひとつを行うと，他の子どものなかにある種の反応が呼び起こされる。それと同じ反応が自分自身のなかにも呼び起こされる。子どもはこの一連の反応グループを取りだし，ひとつの全体に組織化する。この全体に組織化されたものが，取得された役割である。このようなことが，子どもの自我にとって他の人が存在するというもっとも簡単な形態である。

子どもがひとりでごっこ遊びをしているとする。子どもはある人物になってなにかをしゃべり，すぐさま別の人物になってこれに反応する。すると，他の人物としての子どもの反応が，最初の人物としての子どもの刺激になる。こうしてひとりでの会話が進行する。子どものなかに

も，また，それに応答する子どもの別な人物にも，ある組織化された構造が生じ，両者は身振り会話を遂行する。

このことは，ひとりでごっこ遊びしているときだけでなく，他の子どもと一緒にごっこ遊びをしているときも同様である。ひとり遊びをしているときの別の人物を，他の子どもが実際に行っているだけである。他の子どもが行う別の人物も，やはり子どものなかに他者としてすでに組織化されている。

ここで指摘しておきたいことがある。たとえば，母親の役割のなかに授乳がある。これでさえすでに社会的行為であって，相互的である。乳を与える母親と，乳をもらう子どものセットになっている。一方だけでは成立しない。役割といっても，複数の人間からなる相互行為のパターンであって，ダイナミックなシステムである。一方の役割を取得するときには，他方の役割も取得されていなければならない。役割は相互的なものである。

ミードの記述から重要な問題が生じる。ごっこ遊びをしている子どもが描いている他の人は，役割を遂行しているだけの他の人なのか，あるいは役割を遂行するだけでなく，自由な自発性をもった他の人なのかという問題である。つまり，役割遂行するだけの他者か，異なるパースペクティブをもつだけでなく，魂や心をもち異なった世界をもっている他者なのかという問題である。実際のところ，ごっこ遊びを自由に展開するためには，異なるパースペクティブをもち，異なる内的世界をもつ他の人になりきる必要がある。

それぞれの役割が異なるパースペクティブをもつことはわかるが，シナリオどおりにしか遊びを展開できないばあいがある。それとは違って，役割の自由なヴァリエーション，さらには即興的な変化にも対応する遊びもある。後のばあいは異なった内的世界をもつことがわかっていなければならない。

自閉症児が母親の役割，教師の役割，警官の役割を理解できるのに，

ごっこ遊びができないことを考えると，この両者には大きな違いがある。

　先の記述を見ると，ミードは役割遂行するだけの他者を念頭に置いているようだ。

G. ゲーム

　遊戯とゲームにおける状況とを比べてみる。遊戯よりもゲームは組織化されている。ゲームをしている子どもは，そのゲームに参加している他のすべての子どもの役割を取得する準備ができていなければならない。そしてこれらのさまざまな役割が，相互に明確な関係をもっていなければならない。

　たとえば，子どもが野球のナインになり，ショートを守ることになったとする。ピッチャーやキャッチャー，ファースト，その他のポジションが，ショートを守る子ども自身のポジションのなかに関係づけられて含まれている。子どもはそれぞれのポジションに反応しなければならない。子どもは他のすべての選手が，プレイを遂行するためになにをしようとしているかを知らなければならない。子どもはこれらの役割のすべてを取得しなければならない。

　これらの役割はすべて，同時に意識のなかに呈示されなければならないことはない。が，ある瞬間には，子どもは3人や4人の選手，ピッチャー，キャッチャーなどの役割を，自分の態度のなかにもたなければならない。こうしてゲームのなかでは，他者の反応の組み合わせが極めて高度に組織化されている。一人の態度は適切な他者の態度を呼び起こす。

　ゲームは，遊戯における他者の役割の取得から，組織化された役割へという子どもの生活の経過を示している。

　ゲームをしている子どもの行動の一つ一つは，他の選手の行動について子どもが想定することによって決められる。子どものすることは，

子どもがその場で仮に他の選手の役割になることによって，他の選手の態度が子ども自身の反応に影響を与えるようにコントロールされる。そして，ゲームに参加している子どもたちの役割の組織が獲得される。

　こうした同じ過程のなかに関わっている人びとの態度や役割の組織化を，ミードは「他者」という。

| H.　一般化された他者

　人は社会過程に参加しながら，他者の役割を集積し，統一化していく。他者の数を増やしていくと，そこには仮想的に社会人としての「一般化された態度」ができあがる。いわゆる常識的な態度ができあがる。ミードがここでいっている「態度」は，これまで使っていた意味での態度ではなく，役割をどんどん組織化し，一般化したうえで形成されたものを「態度」といっている。ミードは定義していないが，その一般化された態度をとる仮想的な人を，「一般化された他者 generalized other」といっているようだ。

　人に自我の統一を与える組織化された共同体または社会集団は，「一般化された他者」と呼ばれる。「一般化された他者」の態度は，共同体全体の態度である。たとえば，野球チームのような社会集団のばあいには，そのチームという集団には個々の選手のそれぞれの経験のなかに入っていくことが含まれているので，そのチームは「一般化された他者」である。

　思考と理性は普遍的で没個人的である。それは，人が自分に向けられた他者の態度を取得する結果である。また，人が最終的に，他者のすべての特殊な態度を「一般化された他者」の態度と呼ばれる単一の態度または観点に結晶させる結果である。

　人が十分に自我を発展させようと思うなら，社会過程のなかでその人に向けられた態度，そして相互に向けられた他の人びとの態度を取得しなければならない。また，人は全体としての社会過程を個人的経験のな

かにもち込まなければならない。しかしそれだけでは足りない。人は組織化された社会の成員として，すべての成員が従事している共通の社会活動の系列において，さまざまな局面に向けられた他の人びとの態度をも取得しなければならない。

こうして，人は全体として組織化された社会それ自体の個別的態度を一般化しなければならない。そうすることで，人は与えられた時期に，社会集団が実行するさまざまな社会計画に向かって行動することができる。そして，社会過程のさまざまな大きな局面に向かって行動することができる。

組織化された社会の広範な活動において，そこに含まれる人びとのひとりひとりの経験的領域に入っていくことが，その人の自我の十全な発展にとって基礎であり必要である。社会集団の態度を，集団が行っている協同の社会活動に向かって取得すれば，完全な自我を発展させることができる。あるいは発達させた完全な自我をもつ。

社会における複雑な協同的活動と関わりながら，すべての人は他の人すべての一般化された態度を取得できる。また，すべての人は社会全体との関わりのなかで，他の人すべての一般化された態度を取得できる。

人びとに向けられた「一般化された他者」の態度が人びとによって取得されることを通じてのみ，論議の世界は可能になる。思考がその脈絡において想定する共通の意味または社会的意味のシステムとして，論議の世界が可能になる。

I. 社会共同体と一般化された他者

高度に発達し複雑になった社会共同体には，二種類の社会的に機能的な下位集団がある。

ひとつは，政党，クラブ，会社のような具体的な下位集団である。それらはすべて，実際に機能的な社会単位であり，その社会単位によって，個々の成員は相互に直接に関係づけられているのである。

もうひとつは，たとえば債務者や債権者の部類のような抽象的な下位集団である。個々の成員は多かれ少なかれ，相互に間接的にのみ関係づけられている。またその下位集団は，社会的単位として多かれ少なかれ，間接的にしか機能しない。しかしこれによって，社会の個々の成員のあいだの社会関係は拡大される。

自我の十全な発達には，一般的に二段階ある。第一段階では，自我は他の人とともに参加している社会行動のなかで，その人自身にむけられ，また相互にむけられた，他の人の特殊な態度を組織化することによって構成される。

第二段階では，自我は「一般化された他者」の社会的態度の組織化，またはその人が属している全体としての社会集団の社会的態度の組織化によって構成される。

他者の態度を社会的態度へと組織することによって，自我は十全な発達に到達する。また，その人と他者がすべて含まれている社会において，社会的行動の一般的な類型を，個人として反映することによって，自我は十全な発達に到達する。

J. パーソナリティ

子どもはゲームのなかで，未熟とはいえ，組織化された他者である「一般化された他者」を獲得する。この他者は子どものなかにあり，子どもの直接的経験のなかに現れる。「一般化された他者」は子どもの反応をコントロールするような，組織化された活動である。「一般化された他者」によってコントロールされる反応は，統一を与え，子どもの自我を作りあげる。

ゲームのなかで進行することと同じことが，さらに子どもの普段の生活のなかで進行する。子どもは引き続いて，自分の周りの人びとの態度，親や教師など，特に子どもを統制し，子どもが依存している人びとの役割を取得する。

第 7 章　脳内模倣による社会性発達の説明　121

　子どもは遊戯のなかでさまざまな役割を取得するが，そのような状況における原始的形態のなかに，パーソナリティが発生する過程を見ることができる。たとえば，買物遊びで，A君がお金を払おうとすると，その態度は相手のB君にお金を受けとる態度を引き起こす。これによって，お金を受けとるというB君の態度は，お金を払おうとしているA君のなかにも呼び起こされる。「お金を払う」A君は，「お金を受けとる」B君のなかに呼び起こされている反応に応じて，A君自身を「お金を受けとるという態度」でもって刺激し，次に「お金を受けとる」B君がするべき「お釣りを計算する」などもA君自身が行う。数えながらお釣りを返されるさいに，その計算結果を照合する。そのようにして，状況に反応して次に行動する。

　遊戯では，子どもは自分が他の子どものなかに引き起こした役割をも仮想的に実行する。遊戯は他の子どもに影響するように，自分自身にも影響する。自分自身に影響した刺激にたいしても子どもは仮想的に返答する。つまり，相手の子どもの役割を仮想的に実行する。これは返答する子ども自身のなかに，明確な内容を与える。あるパーソナリティのなかに他者の内容が入ることになる。そのパーソナリティの身振りが他者のなかに呼び起こす反応は，そのパーソナリティのなかに取り込まれる。

　集団に共通な態度を組織化することで，組織化された自我が作りあげられていく。人が共同体に属し，人が共同体の態度をその人自身の行為のなかに引き継ぐから，人はパーソナリティをもつ。人は共同体の言語を，自分のパーソナリティを獲得する手段として取得する。すべての他者が供給するさまざまな役割を取得する過程を通じて，人はその共同体の成員たちの態度を獲得する。このようなものが，パーソナリティの構造である。

　こうして，自我は単なる習慣の集合とは違って，獲得されたさまざまな態度の構造が自我を作りあげる。

K. 他の自我との関係

　他の自我との関係のなかでのみ，自我は存在できる。他者たちの自我が存在し，われわれの経験のなかに入るかぎりでのみ，われわれの自我も存在する。われわれ自身の自我と他者たちの自我とのあいだに，確固とした線は引けない。

　人は社会集団の他の成員の自我との関係においてのみ，自我をもてる。人の自我の構造は，この社会集団に属している他のすべての人びとの自我の構造と同じく，属している社会集団の一般的行動類型を反映している。

L. 自我と共同体

　自我に至るとき，われわれはいつも社会的行為に至る。社会的行為はさまざまな人びととの交互作用を含み，また協同的活動に従事している人をも含む。社会的行為は社会過程のひとつの型である。この社会過程のなかで，自我が発生する。自我は人の行為のなかにある構造的過程である。

　われわれは雰囲気に属するというような経験をももつ。空は暗く，天候は不快で，関心をもつ株の価格が下落し，全世界が陰鬱に見える。われわれはこのような状況を自我と同一視しない。こういうとき，われわれは周りの特定の雰囲気を感じるだけである。

　われわれがいつも自我と同一視している別の経験もある。われわれのみが接近できるゆえに，われわれが主観的と呼ぶものである。たとえば幾何学で，ある人がある命題の証明を考えつく。その考えはその人自身の行為のなかで起きたものである。当分の間，証明はその人の思考のなかにだけ存在する。またたとえば，記憶像や空想遊びがある。これもその人にのみ接近可能なものだろう。これらは主観的といえる。

　しかし，自我は社会的行為のなかで発生する構造をもっている。身振り会話が人の行為のなかに受け継がれたときに，自我は発生する。この

身振り会話が人の行為のなかに受け継がれると，身振り会話した他の人の態度がこの人に影響を及ぼすことができ，この人は対応する身振りで応答できるようになり，こうして自我が発生する。

ミードは，共同体を単なる多数の個人の集合と考えていない。共同体は個人の影響も受けるが，共同体自体も自立していて，ひとつの生きたシステムのように振る舞うように考えている。共同体の「制度」にまでなると，共同体全体が，一定の状況のもとでどの人にたいしても同一の様式で反応する。一定の基準を満たせば，制度は人を選ばない。こうして制度は形成される。

各人は共同体の態度，「一般化された他者」の態度を取得しなければならない。人は自分自身との関連において，共同体のなかのすべての人が行動するように，行動する用意ができていなければならない。人への共同体の反応が，制度的形態となったとき，共同体の発展における最大の前進が達成される。このことによって，共同体全体が，特定の環境のもとで，同一の仕方で行動できる。

われわれは共同体によって拘束されているだけではない。われわれが会話をすると，われわれのいうことは共同体によって聞かれている。共同体の反応は，われわれがいわなければならないことによって影響を受けている。

人びとは共同体を変化させるという権利をもつが，会話がそれを担う。さらに，人びとは共同体を変化させなければならないという義務をもつが，会話がそれを担う。このような仕方で社会が進歩する。社会の進歩は，ある人がある事柄を考えつく，そしてその考えを他の人に伝える，このような相互作用によってなされる。われわれによって社会システムは継続して変化させられている。

｜ M．自我と自己意識

意識と自己意識のあいだに区別がある。意識は苦痛とか快楽とか特

定の経験に対応するものである。自己意識は対象としての自我の認識ないし出現にかかわるものである。

　自己意識は社会的個人の周りに明確に組織化されている。人は社会集団のなかにいて他者によって影響され，逆に他者に影響を及ぼしている。自我としてのその人の経験は，その人が他者に向けて行動したときに，その行動によって自分自身のなかで受け継いだ経験である。この自分自身のなかで受け継いだ経験が，自己意識を形作る。

　社会的経験の過程のなかで自己意識が発生するまでは，人は自分の肉体や感情や感覚を環境の直接的部分として経験するだけである。自己意識が発生するまでは，経験を，自分自身のものとしても，自己意識との関連においても経験しない。自己意識が発生すると，自我と自己意識は，これらの経験を自我と一体化し，あるいは，自我によって所有する。

　自我の本性を見たとき，思考が中心的位置を占めていることが，強調されなければならない。自己意識は，筋肉運動をともなう感情的経験よりも，自我の核心的，基本的構造を与える。自我は本質的に感情的現象ではなくて，認知的現象である。

N.「me」と「I」

　ミードは，自我を「me」と「I」の二種類に分ける。他者の態度の取得を通じて，自我である「me」が生じる。また，思考または反省的知性である「意識」の別の用法がある。意識のこの用法によって，「I」へ触れることになる。自我である「me」にたいし，われわれは「I」として反応する。

　経験のなかに「I」という概念を導入すると，意識的経験において問題が生じる。というのは，「I」は経験のなかに直接には与えられていないからである。人の行為の内部に社会状況として「me」があるが，「I」は，「me」にたいするその人の行為そのものである。「I」は人が行為を遂行した後にのみ，人の経験のなかに入り込む。こうして，人は「I」

を自覚する。

　私は人に話しかけたら，私がいったことや，また，おそらくそれとともに進行した感情的内容を記憶している。話しかけた瞬間の「I」は，次の瞬間の「me」のなかにある。私は，自分のいったことを記憶しているかぎりで，「me」になる。与えられたものとして自我は「me」であるが，この「me」は以前には「I」だった。そしていまは「me」なのである。1秒前にあなたであったものこそ，「me」の「I」なのである。

　たとえば，野球でピッチャーは投球する。彼は投球を行わねばならなかったのであり，彼はそれを行った。彼は義務を遂行し，自分のうまくできた投球を誇りをもって眺める。「me」は，義務を果たすために生じる。義務を果たすのが，経験のなかで「me」が生じる仕方である。彼は自分のなかに，投球という反応を要求する。自分のなかにそれぞれの選手たちの態度のすべてをもつ。さらにはファンの態度ももつかもしれない。自分の態度も含めて，自分のなかにある他者たちの態度が，その状況の「me」である。その状況における「me」を踏まえて，投球するという彼の反応が「I」である。

　「I」の反応は多少とも不確実である。ある人の行為に影響している他者たちの態度は，「me」を形作る。「me」はそこにあるが，「me」にたいする反応はまだ与えられていない。彼は自分を集団のなかにいる人びとの観点から見る。これらの人びとは，すべて関係しあって，彼に一定の自我，「me」を与える。彼は自分の経験のなかに，人びとによる状況をもち込むことができる。というのは，彼はそこに含まれている人びとのさまざまな態度を想定できるからである。

　ミードはここで興味深いことをいっている。集団の他の人びとの観点から見るというのは，パースペクティブ的普遍性を用いるということである。他の人びとのさまざまな態度を想定して，その綜合として「me」がある。

　彼が取得する態度のなかに含まれている「me」とは対照的に，この

ような状況にたいする反応としての「I」は不確実なものである。われ
われはなにか行うが，ふり返ってわれわれが行ったことを見るには，
記憶イメージが必要である。したがって，「I」は，経験的に実際には
「me」の一部として現れる。未来への運動は，「I」の歩みである。「I」
は実際には「me」の一部として後から経験されるが，本当は「me」の
なかに与えられていないものである。

　「I」と「me」の関係でいうと，「I」は経験のなかの社会状況である
「me」にたいして反応するものである。人が他者たちに向かう態度を
想定しながら，つまり「me」を参照しながら，「I」は，その人に向け
て他の人が実際にとった態度にたいして，その人が行う返答である。

　「I」が働くには，まず「me」を想定しなければならない。「I」は
「me」を呼び起こすと同時に，「me」にたいして反応するのである。

O. 自我は実体ではない

　自我は実体ではなく，身振り会話が人のなかに内面化された過程であ
る。この過程は，社会的組織全体のひとつの局面である。社会的行動の
組織化が人のなかにもち込まれるのである。この過程は他者の態度を含
み，高度に組織化されている。そのため，この他者の態度は，個々人の
役割というよりも，社会的態度と呼ぶのがふさわしいものになる。

　社会で進行する相互作用において，他者と自分を関係づけるこのよう
な過程が，自我を構成する。他者と自分との過程が，人の行為のなかに
もち込まれ，その過程は「I」と「me」の会話をともなっている。「I」
と「me」は思考の過程のなかにあって，ギブ・アンド・テイクの関係
を示す。

P. 有意味シンボル

　犬の喧嘩で，犬Aが実際に跳びかかる準備をするなら，相手の犬B
は跳びかかってくる犬Aを打ち負かす別の態度をとる。犬Aの態度

は，犬Bの態度を変化させる。しかし，犬Bの態度の変化は，犬Aにとって，言語でも有意味シンボルでもない。が，ある種のシンボルになり，犬Aも自分の態度を変化させる。この場合は，身振りが実際に実現される喧嘩の一部になっている。ここには，共同体への関連はない。

　納税について問い合わせたいと，税務署から呼び出しがあったとする。あなたは前もって税務署の態度を取得し，税務署の態度に備えて活動するか，税務署の態度にたいするあなた自身の反応を呼び起こす。このことがあなたの経験のなかに起きたとき，あなたは共同体との関連をもっている。

　われわれは共同体の態度を取得し，身振り会話のなかで共同体の態度に反応している。この場合の身振りは，通常，有声身振りである。有声身振りは有意味シンボルであり，有意味シンボルはその意味する刺激を指し示し，刺激そのものへの反応を前もって準備する。

　「殴るぞ！」ということばと，殴るという行為がある。「殴るぞ！」ということばが，状況からして，つまらないことをいったために，本当に殴るのではなく，単に侮辱を意味したとする。そのとき，そのことばにたいする侮辱されたという反応は，そのことばに含まれているものであり，意味である。ことば刺激のなかに与えられている意味である。

　「殴るぞ！」ということばによって，侮辱されたという意味を受けとるなら，後々の行動へ影響を与える。侮辱されたという経験から，行動をコントロールすることになる。そのような態度，反応を呼び起こすのであれば，「殴るぞ！」ということば刺激と，行動をコントロールする態度の関係は，有意味シンボルの意味するところである。

　会話が行われているとき，ことば刺激への反応，ことば刺激によってとる態度が意味なのである。反応は，このような身振り会話の内部では，意味である。

　ある人があなたを脅迫したとき，あなたは即座に彼を打ち倒すとする。このような状況には，観念的要因はない。もしあなたが10まで数

を数えてその脅迫が何を意味するかを考えるなら，あなたは観念をもち，状況を観念的な方向にもっていくことになる。これが精神というものを形作る。われわれの内部で進行している思考は，シンボルの演じるものである。

Q. 共同体への影響

われわれは，他者の態度に賛成したり反対しながら，自分の意見を前面にだそうとする。そうできるのは，われわれが共同体の反応をわれわれのなかに呼び起こすからである。共同体の態度を取得し，共同体の態度に反応できるかぎりでのみ，われわれは観念をもつことができる。

いかなる個人も，一人では全社会を再組織化できない。しかし，人は彼自身の態度によって，不断に社会に影響を与えていく。というのは，人は自分にたいする集団の態度をもちだし，集団の態度に反応し，彼の反応を通して，集団の態度を変えていくからである。

R. 社会過程

自我は人が自分を状況に前もって適用させ，状況にたいして反応を返していく過程である。「I」と「me」は，このような思考であり，意識的適応である。したがって，「I」と「me」は，社会過程全体の部分になることができ，高度に組織化された社会を可能にする。

単なる裸の物質的な物というのは，自然にたいする社会的反応から，われわれが作りあげる抽象にすぎない。われわれは自然の一部に手を加えて，必要とする物を作りあげる。物質的な物というのは，作りあげられた物から逆にたどったときに，自然の一部を指し示すときにいう。そういう意味で，物質的な物は，手が働きかけ行動によって完成される物から区別される。

人間においては，食べるために物質的な物に働きかけて，食べ物を口に入れることのあいだに，手が入り込む。この場合には，われわれは物

質的な物を操作し，物質的な物に社会過程をまとわせている。社会過程をまとったこのような物は，行動の始まりと行動の最終的完成のあいだに現れてくる。

　社会過程との関連で，自我と精神は，行為のなかに身振り会話が入ることによって生じた。人は自分自身の態度によって呼び起こされた他者の組織化された態度を，他者の身振りという形態で得る。社会過程のなかで，自己意識的個人はできあがる。したがって，社会過程は自己意識的個人よりも前にある。時間的にも，論理的にも先にある。

　言語，特に有意味シンボルの発達によって，外部の社会状況が行為のなかにもち込まれるようになった。有意味シンボルをつうじて，他の人びとの反応が予知され，他の人びとへの予備的な適応が生じる。

　警官の挙手は身振りである。警官の挙手という身振りはさまざまな行動を呼び起こす。車を運転する人は停止せざるを得ず，車がチェックされる。人は警官と運転手の両方の態度を取得できる。態度を取得することで，社会過程はその人自身の「主観的」なものになる。

　もし警官が子どものするのと同じような態度をとったとしたなら，それは遊戯になるであろう。しかし，警官が実際の交通整理のためにしたのなら，社会過程を反映する精神というものの作用があったことになる。精神とは，このように外部の過程を個人の行為のなかに輸入したものにほかならない。

　泣き声は，それが他者に駆けつけてくるなどの特定の反応を呼び起こさないかぎり，意味のある有声身振りとはならないだろう。態度は，このような相互作用のなかでしか存在しない。精神は，有意味シンボルという形態での身振りの相互作用である。

　有声身振りのなかに有意味シンボルがある。また，有声身振りが含む有意味シンボルによる反応も，すでにはじめの有声身振りのなかに意味的に含まれている。有声身振りの有意味シンボルは協同的反応を開始させ，それは社会的刺激としてある。有意味シンボルこそが，われわれの

精神を作りだしている。特定のシンボルによって人びとは，特定の反応をする。人間は，特定のシンボルにたいする反応を組織化していった。そうすることで，人間は自分と協同する他者の態度を取得する。これによって，人間に精神が与えられる。

火事を見て，「火事だ！」と叫ぶ男は，他者に危険を知らせている。そのとき彼は，他者のなかに呼び起こす反応を，すでに自分自身のなかにも呼び起こしている。彼は，火事に反応する他者の態度，たとえば他者の恐怖の思いなどを取得して，叫んでいる。叫びのなかにある他者の態度の取得によって，他者が火事に対面し行うだろう態度として，彼の叫ぶという行為は精神的なもの，社会的なものになる。

彼が合理的にコントロールして，119に連絡するなど，高度に組織化された社会過程を用いるかもしれない。119に連絡するなどという過程は，全社会過程を彼自身の行為のなかにもち込んでいる。この能力は，彼が反応できるシンボルによる。

知性または精神は，人が経験と行動の社会過程を内面化することによって，可能になる。すなわち，彼に向けられた，また彼に向けられたと考えられた他の人たちの態度を取得することで可能になる。有意味身振りによる会話の内面化を通して，精神は発生する。

S．自己意識的自我

ここで，共同体における自己意識的自我 self-conscious self，または精神 mind の位置について検討する。

人間社会においては，自分自身の態度を取得するだけでなく，ある意味で，自分の部下の態度をも取得する。彼は管理職として管理するかぎりで，部下に期待すべきものを自分自身取得している。他の人にたいして自分を意識的に主張しようとする経験のなかに，権力と支配という観念がある。

「me」は態度の集合を表しており，共同体における他者たちを代表

している。特に，ゲームや社会制度における反応の組織化された集合を表している。

　もちろん，社会状況は，生体の反射としての反応と区別される。社会状況のいくつかに，人は無意識的に自分を適応させている。このような経験には，自己意識は存在しない。人が自己意識を獲得するのは，彼が他者の態度を取得するか，取得するように刺激されている自分自身を見いだすときである。こうして，人は自分自身のなかで他者の態度に反応する立場にいる。

　自我が現れたとき，自我にはつねに他者の経験が含まれていた。自我だけでは，自我の経験はありえない。植物や下等動物も，環境にたいして反応するが，自我の経験はない。人の自我にはすでに他者の経験が含まれている。

T. 共同体の態度

　われわれの行為にたいする共同体の態度は，行為の意味をつうじて，われわれのなかに入ってくる。われわれが発言したとき，共同体はある種の返答をなすが，そのさいこのことが広範に起きる。発言などのわれわれの行為の意味は，すでに共同体の合理的性格のなかに含まれているのである。われわれの行為の意味は，理性的な人びとからなる共同体が，行う反応である。このような過程によって，共同体とわれわれ自身の両方が，経験のなかにもち込まれる。このような組織化され，一般化された態度をわれわれが取得することで，一般化された他者は，われわれの経験のなかに現れる。

　人は自分がしようとする事柄をコントロールするものとして，他者の態度を自分のなかにもつことで，自己意識をもつ。他者の態度を取得するなかで，自我の直接的経験に現れるものが，「me」である。「me」は，共同体のなかで自分自身を維持できる自我である。一般化された他者である「me」をつうじて，他者たちが認識されるかぎりで，「me」

は共同体のなかで認識されうる。このようなものが、「me」としての自我の局面である。

それにたいし、「I」は、経験のなかに現れるとき、共同体の態度にたいする個人の反応である。「I」は、経験のなかでは記憶の形で現れる。われわれは行動した後でのみ、自分がしたことを知る。組織化された「me」、ある意味で共同体の成員である「me」にたいする人の反応が、自我の経験のなかでの「I」を表している。

共同体のなかで財産を維持しようとするなら、その人が共同体の成員であることが基本的に重要である。というのは、彼の権利が保証されるのは、彼が他者の態度を取得することによるからである。

あらゆる自我は社会過程によって、あるいは社会過程の見地から形作られる。いわば、自我は社会過程の個人的反映である。自我は、社会過程が示す行動型、組織化された行動型の反映である。このことと、個人の自我が特殊な個性、特異な型をもつということとは、両立するし、また矛盾もしない。

社会過程内の個人的自我は、全体としての社会過程の行動型を、組織化された自我の構造のなかに反映する。そして、社会過程内での自分の観点から反映する。それは、他のどの個人的自我の構造のなかに反映されたものとも異なる。パースペクティブ的に異なる。社会的行動型全体の側面や展望を、それぞれ異なった観点から、組織化された自我の構造のなかに反映する。

衝動的行為は、統御されない行為である。ある意味で、「me」は検閲するだけで、「I」の表現を決定しない。そして、「me」の検閲という社会統制は、「I」の表現に対抗する「me」の表現である。

「me」へと内面化された制度は、われわれのすべてがもっている態度の組織化、すなわち、われわれの行為を統御し、決定するところの他者の組織化された態度に他ならない。

5. 社会

　役割取得によって，人が自らの反応をコントロールできるようになる。人が他者の役割を取得できると，協同的過程における行動のコントロールが，自分自身の行為のなかで起きる。他者の役割を取得することを通じて，人は自分の反応をコントロールする。このことによって，集団での行為が組織化され，組織化された集団におけるこのようなタイプのコミュニケーションが可能になる。

　自己意識的共同体が組織化されるのは，共同体が他者の態度を取得するからである。社会過程が発展していくのは，共同体が個々人の態度とは区別される集団における態度を取得することによる。共同体が「一般化された他者」を取得することによる。「一般化された社会的態度」によって組織化された自我が可能になる。

　ミードは「制度」を説明する。共同体では，同一状況のもとで，一定のタイプの行動が引き起こされる。われわれが行動のいくつかの段階に踏みだしたとき，共同体に属する人びとにこの一定のタイプの行動が引き起こされる。共同体には，このような共通な反応の全体的連続がある。このような反応が，「制度」である。制度は，一定の状況にたいする共同体のすべての成員の共通な反応を表している。もちろん，この共通の反応は，個人の性格によっても変化する。

　個人のなかでのこのような社会的反応の獲得が，教育過程を形作る。教育過程は共同体の文化的媒体を引き継いでいく。

　まだまだミードは社会について述べているが，ここでの問題からあまり必要ではないので，割愛する。

6. フロイトの自我

　社会化，つまり社会の内面化ということを詳しく検討するために，ミードの主著を要約した。

　ミードの一般化された他者が，フロイトの超自我に似ていると，よくいわれる。表面的にみると，「me」が超自我に対応し，「me」にたいする反応である「I」が自我に対応していると思われる。

　ここで，フロイトのことばをいくつか引用してみる。「われわれは，心のさまざまな出来事をまとめあげる編成体を各個人のうちに想定し，これをその人の自我と呼びならわしている」。「……われわれが自我と呼んでいるものは，生において本質的に受動的な振る舞いをしており，……われわれは，見知らぬ統御しがたい力によって『生きられている』」。「……ここで私としては，知覚系に発し，まずは前意識的であるものを自我と呼び，それに対して，この自我と地続きでありながら，無意識的な振る舞いをするこれとは別の心的なものをグロディックの用語を借りて，エスと呼ぶことにしたいと思う」。「自我は，エスならびにエスの意図に外界の影響がきちんと反映されるように努力し，エスのなかで無際限の支配をふるっている快原理を現実原理に置き換えようとする」。「かくして，エディプスコンプレックスに支配された性的発展段階のもたらすもっとも一般的な結果として，こう仮定することができる。すなわち，このとき自我のうちにある種のしこりが生じ，それが，以上の二つの——何らかの形で差引き合算されひとつに束ねられた——同一化〔父-同一化と母-同一化〕を作り出すということである。こうして生じた自我変容は，おのれの特権的地位を保持しつづけ，自我理想ないし超自我として，それ以外の自我の内容に対立することになるのである」。「自我理想とは，したがってエディプスコンプレックスの後継ぎであって，それゆえ，エスのきわめて強力な蠢きの表現，エスのきわめて

重要なリビード運命の表現にほかならない。自我は，自我理想を打ち立てることによって，エディプスコンプレックスを制圧すると同時に自らをエスに従わせることになったわけである。自我が本質的に外界ないし現実の代理表現だとすれば，それに対して，超自我は内界ないしエスの代弁者として，自我に対峙している」。(Freud,S. : Das Ich und das Es. In *Gesamelte Werke, XIII,* herausgegeben von Freud,A., Bibring,E., Hoffer,W., Kris,E., wer,O. Imago Publishing Co. Ltd., London, 1940. ［道簱泰三訳：自我とエス．フロイト全集 *18,* 岩波書店，東京，2007］)

　エディプスコンプレックスを代表とする内在化された社会的なものは，自我に対峙する。それは自我理想と呼ばれたり，超自我と呼ばれたりする。自我は内在化された社会的な理想に向かって，現実原理を維持しながら，エスを実現しようとする。ある面で行き過ぎると超自我の懲罰を受け，罪悪感を感じることになるのだろう。

　パーソンズは『社会構造とパーソナリティ』(Persons,T. : *Social Structure and Personality.* The Free Press of Glencoe, 1964. ［武田良三 監訳：*社会構造とパーソナリティ.* 誠信書房，東京，1973］) で，フロイトの概念を検討していっている。超自我が〔父親などとの〕同一化によって内面化されたものであり，自我は内面化された文化からなるのではなく，外的な現実に対する反応から成り立っている，というフロイトの超自我と自我との区別は支持しがたいと述べている。

　ミードは，「me」は内面化された社会であり，その「me」にたいする反応が「I」であるといっている。それに対し，フロイトは「外的な現実」にたいする反応が自我である，という。ミードは内面化された社会である「me」にしか，「I」は反応できないという。しかし，フロイトは外的現実に自我は反応するという。フッサールもミードと同様の考えで，内面化された現実にしか，自我は反応できない。なんらかの「否定」を受けると，「訂正」という形で，是正がなされる。外的な事柄であっても，内面化されたものにしか，自我は反応できないし，生の現

実そのものを自我は受けとめることはできないし，自我にはそのような
ものは存在しない。

　また，パーソンズのいうように，超自我と自我との区別は，そう明確
なものではないように思われる。パーソンズはさらに，フロイトが超自
我から区別される自我理想を必ずしも明確にしなかったと，指摘してい
る。

　ミードのいうように，単なる裸の物質的な物は，自然にたいする社会
的反応から，われわれが作りあげる抽象にすぎない。社会関係の加わっ
ていない物というのは，われわれの周囲にはない。たとえば，「人の手
が加わっていない森林」という意味で「原始林」というばあい，こう述
べたとたん，原始林は「人の手が加わった森林」という社会関係の否定
形として考えられている。その意味ですでに社会関係が前提となってい
る。また，宇宙の果ての銀河にしても，望遠鏡などの社会的産物を前提
として，われわれにはとらえられる。したがって，たとえコミュニケー
ションの相手がコンピュータのような物であっても，そこには社会，社
会関係が介在している。間接的に，人と人とがコミュニケーションして
いる。

137

第8章
コミュニケーションのための
さまざまな普遍性

1. さまざまな普遍性

これまでに「普遍性 universality」についていくつか取りあげてきた。人と人とのコミュニケーション communication には，意味の共通性，あるいは普遍性が不可欠である。でないと，意味が相手に伝わらない。普遍性はコミュニケーションのための基礎となる。

辞書的にはコミュニケーションは，「社会生活を営む人間が互いに意思や感情，思考を伝達し合うこと。言語・文字・身振りなどを媒介として行われる」となっている。ここでいわれている「媒介」を担う「媒体」が，互いにやりとりする人間同士で共通でなければならない，つまり普遍的でなければならない。

先でも述べたように，普遍性の現れるときは，必然的に個々の具体的なものが無視される傾向が生まれる。普遍性によってくくられると，普遍性を成り立たせている個々の具体的なものは，忘れ去られる傾向が生じる。普遍性は具体的なものを疎外する傾向をもつ。

A. 個体化的普遍性

アニメがどのようにしてできあがるか，次のような説明を見たことがある。

何十枚かのメモ帳に，少しずつ異なったキャラクターの絵が次々に描

かれる。たとえば，腕を少しずつ動かした位置にして，異なって描いた絵のようにである。その数十枚の絵を，パラパラとめくる。すると，描かれたキャラクターが動いて見える。このような原理を使って，アニメが作られている。そういう説明だった。基本的にフィルムの映画も同じようなメカニズムで動いて見える。

　このことをよく考えてみる。絵と絵のあいだに見えているはずの像は，無視されている。たとえば，絵と絵のあいだには，ちゃんとしたキャラクターの絵だけでなく，紙片の角で隠れたキャラクターも見えているはずだ。パラパラとめくられていく像の動きを見ているわれわれは，不完全なキャラクターの像も見ているはずだ。が，不完全な像を見ようと，よほど集中したとき以外は，見たと思わない。

　ここでは，われわれは「キャラクターが動いている」，あるいは「動いているキャラクター」を見ている。バラバラな像の集合を見ているのではなく，「動いている」というひとつの意味のあるキャラクターを見ている。それぞれの像を重ね合わせ，それらを同調させて，ひとつの「動く像」へと統合している。

　これはアニメだけに起こっていることではない。私が交差点で信号を待っているとする。目の前を赤い車が通る。赤い車の像が視野の右側から入ってきて，中央へ行き，そして左の視野へと移っていっているはずだ。しかし，私は赤い車をそのように見るのではなく，ひとつの「赤い車が走る」像，「走る赤い車」の像として見ている。

　あるいは，停止している赤い車の周りを，歩きながら見る。異なる視点，パースペクティブで，赤い車を見る。フロントグリルを中心に見たり，後部のボディラインを見たりする。パースペクティブが異なり，異なった赤い車の像を見ているにもかかわらず，自分の身体の動きと矛盾しないかぎり，ひとつの赤い車として見る。

　相手が動くこともあるし，自分が動くこともある。電車に乗っていて駅に着く。向かい側には別の電車が止まっている。やがて，向かいの電

車がゆっくりと動き出す。だんだんと速度を速める。向かいの電車の最後の車両にさしかかったとき，背後の光景が目に入る。向かいの電車がホームに止まっているのがわかる。自分の確信が揺らぐ。動いていたのは，向かいの電車ではなく，自分のほうだった。自分の身体が動いていないので，自分が動いていないと，思いこんでいた。ここでは，一連の知覚に矛盾が生じたので，訂正しなければならない。過去に戻って，それまでの知覚が訂正される。このように，知覚の基底には，眼球運動をも含めて，身体の感覚が横たわっている。

　われわれは変化のなかで，バラバラの像ではなく，変化する個体 individuality としてものを見る。次の普遍性と区別するために，これを「個体化的普遍性 individual universality」と呼んでおく。

　このような普遍性は，ミツバチももっているはずだし，犬ももっているはずだ。人間の赤ん坊ももっている。でないと，この世のなかで生きてゆけない。これは人と人とのコミュニケーションというより，その基礎となる。

｜B.　同一化的普遍性

　ミードの著書で赤が例にだされていた普遍性は，パターン化し，同じものとしてとりあげ，くくっていくという操作で，個人の経験のなかでできあがる「同一化 identification」という意味での普遍性である。

　これは個人的な段階の普遍性である。これを「同一化的普遍性 identificational universality」といった。

　ミツバチのような昆虫でも，菜の花や桜というそれぞれの花のパターンを区別できるので，このときすでに，同一化的普遍性が働いていると考えられる。

　同一化的普遍性は，人と人とのコミュニケーション以前に，自分自身のなかでのコミュニケーションに必要である。ミツバチでもこの色の花の蜜は甘かったという過去の経験と，目の前にいま見える同じ色の花と

を同一化し，この花の蜜は甘いと予期する。そして，その花の蜜を取り に行こうとする。

　言語の獲得のところで，症例をあげてサリヴァンの意見を参考にして，言語獲得のよくない自閉症児は，感覚過敏あるいは感度がよすぎるために，この同一化に困難がある。そして，周囲の人びとのいっていることばを同一化し，音声の高さや声色の違いを無視してパターン化しにくい。パターン化し，同一化することができにくいから，言語獲得に問題が生じるといった。言語獲得におおいに問題のある自閉症児では，ここでいう同一化的普遍性の獲得に大きな問題があると考えられる。

　この同一化は，音声を含めた外界の物にだけ働くのではない。昨日の自分と今日の自分は，厳密にいうと，いくぶん異なっているだろう。その微妙な違いを無視して，同一の自分として統一しなければ，同一の自分という自己の連続性が成立しない。過去の自分と現在の自分とのコミュニケーションも，そのあいだでの同一性がないと不可能だろう。自閉症者の手記などで，自分がバラバラになると思ったと書かれてある。これはおそらく，知的に高い自閉症者でも，自己の同一性ないし連続性が弱いことを示している。

　これはまた，自分にだけ働くのではない。外見だけの他者の同一化は，物の同一化と同じだろう。しかし，自閉症の子どもたちではこの段階ですでに支障があることがある。

　レンプは，ある自閉症の子どもが，プールで水泳パンツをはいた父親を認識できなかった例をあげている。この子どもは，父親を，父親の本質的なこと，つまり顔貌にしぼらず，衣服を含めた全体においていたのだろうといっている。父親の外見の同一性を父親の不変なものにしぼりこめず，父親にとって付随的な衣服などにとらわれすぎたために，衣服を脱いだ男たちのなかから，父親を識別できなかった。

　他者の同一性にとって重要なのは，他者の考えだろう。「心の理論」をめぐる心理学実験をいろいろとあげて示したように，「心の理論」は

推論ではない。したがって，厳密にいうと，「理論」というのは正しくない。後に詳しく述べるが，「他者の考え」は，発言を含む他者の振る舞いや行為，行動から，間接的に示される。フッサールのいい方では，連合的に受動的に呈示される。このように間接的に示された「他者の考え」を連続的に同一なものとして，統一しなければ，連続的に変化しながら同一的な他者の考え，他者の内的世界を把握することができない。それなりに感覚過敏が想定される機能の高い自閉症者でも，このような間接的なものの連続的統一，同一性を確立するのは，きわめて難しいだろう。

　それからまた，サルのミラーニューロンは，実験スタッフがピーナッツを割るときと，自分でピーナッツを割るときとに反応した。この二つの場合に反応するには，サル自身のなかですでに，二つの行為が「ピーナッツを割る」という同一の行為ととることができあがっていなければならない。同一の行為と見なすことがこの実験の基礎になっている。サル自身の行為が，実験スタッフの行為に転用されて，それによって同一なミラーニューロンの反応が可能になると考えられる。ミラーニューロンも同一化的普遍性を前提としており，同一化的普遍性は，ミラーニューロン以前のものであるだろう。

C. 社会行為的普遍性

　身振りが人びとのなかに，ほとんど同一の心構えを生じさせるとき，ここでは人びとのあいだに，ある種の普遍性が生じている。人と人とのあいだに，行為における意味の普遍性が生じている。他者との相互行為のなかで社会的にできあがる普遍性を，「社会行為的普遍性 interactional universality」といった。他者とのあいだでのコミュニケーションは，社会行為的普遍性という基礎がないとできない。

　これはまさにミードが理論の根本に据えた普遍性である。このなかに，たとえば，社会における言語の普遍性も含まれる。

この社会行為的普遍性は，ミラーニューロンが必須となっている。他者の行為の目的，目標，意味がとらえられている。自分の経験との共通性，つまり普遍性を認識できている。これは，仮想的に自分が他者の行為を行っているから，認識できる普遍性である。

ミードは一種の「脳内模倣」でもって，社会というものがどのように個人へ内在化されるかを説明した。したがって，ミラーニューロンが行っている普遍性と，社会行為的普遍性は，ほぼ一致しているだろう。ミードの社会心理学は，ミラーニューロンの及ぶ範囲を示しているともいえる。

ミラーニューロンが示している普遍性は，個体化的普遍性というもっとも基礎にある普遍性をもとに，さらに同一化的普遍性をも前提として成立する普遍性である。

以下で幾種類かの社会行為的普遍性に相当すると考えられる普遍性を述べる。これらはミラーニューロンが担っている普遍性の延長線上にあると考えられる。

ここで注意しなければいけないことがある。社会に生きている人びとは，たいてい社会行為的普遍性をしっかりと意識しているわけではない。そういう普遍性があるということくらいはわかっているが，どういう内容で，どういうメカニズムで働いているかは，詳しくは考えていない。専門家は考えるが，社会に生きている多くの人びとは，考えていない。人びとは自分の関係する範囲で，自分の考えの及ぶ範囲で，意識する。他者に自分の考えが伝わったこと，他者の考えが自分に伝わることを，おおよそに確認することで，こういう普遍性があることを知っている。

1）共同体的普遍性

共同体は個人の影響も受けるが，共同体自体も自立していて，ひとつのシステムとして振る舞う。共同体では，人が行動のいくつかの段階を

踏むと，人は一定の行動タイプを行う傾向をもつ。同一の状況のもとで
は，人は一定のタイプの行動をするようになっている。そして，その人
にたいして，共同体は共通な全体的反応でもって連続的に対応する。こ
のような共同体と人びと相互の共通な反応が，「制度」である。もちろ
ん，人びとの共通の反応も，個人の性格によってある幅をもって多少は
変わる。

　共同体の制度にまでなると，共同体全体が，一定の状況のもとでどの
人にたいしても同一の様式で反応することになっている。一定の基準を
満たせば，制度は人を選ばない。こうして制度は形成される。

　制度は「me」へと内面化される。「me」は共同体の反応が組織化
されたものである。「me」という形で共同体の態度が組織化される。
「me」は共同体の態度の集合であり，共同体における他者たちを代表
している。「me」は他者の組織化された態度であり，われわれの行為を
統御し決定する。

　共同体の制度は，共同体と人びと相互の共通な反応を表している。
したがって，ここにも普遍性が認められる。これを「共同体的普遍性
community universality」といっておく。

　「me」は共同体の反応が内面化され組織化されたものであるととも
に，共同体への人びとの共通な反応が内面化され組織化されたものであ
る。反応が内面化され組織化されたものであるという点で，内面化され
た制度である「me」は，ミラーニューロンの延長線上で成立している
のだろう。そして，共同体の制度が共通のもの，普遍的なもの，コミュ
ニケーションの「媒体」となっている。共通認識となっている。

　慣習にしても法律にしても，とりあえず，人びとはそれに従うことに
なっている。それは人びとへの束縛，壁として現れる。個人的な意志，
ときには我が儘は，疎外される。

　成長の過程で，社会行為的普遍性が絶対的なものではないことはわか
るだろう。しかし，当面，従わねばならない強制として，子どもの前に

現れる。

2) 言語的普遍性

ミードもいっているように，社会行為のなかで生じる意味の普遍性が，シンボルに発達し，言語となる。したがって，言語は社会行為的普遍性のなかに位置する。

言語は共同体の社会制度に含まれるという考えもあるだろう。しかし，共同体が異なっても，同じ言語が使われるということはヨーロッパなどではある。通常の制度は共同体と切り離せないものであるが，言語は共同体と別個のものであることもある。

言語が共通なもの，普遍的なもの，コミュニケーションの「媒体」となっている。サルのミラーニューロンが，ピーナッツの割る音でも反応したように，この「言語的普遍性 language universality」も，ミラーニューロンの延長線上にあるのだろう。

言語も個人には，それに従わざるをえないものとして現れる。言語の用法を自分独自にすると，統合失調症者の言語新作のように，コミュニケーション力を失う。

3) 交通的普遍性

マルクス／エンゲルスは『ドイツ・イデオロギー』（Marx,K. / Engels,F. : *Die Deutsche Ideologie. 1845-1846.* ［廣松渉 編訳・小林昌人 補訳：*新編輯版ドイツ・イデオロギー*. 岩波文庫，東京，2002］）で，普遍性として，貨幣をあげているが，交通もあげている。そして，交通により「商品」が発生する。

小さな共同体で，物々交換しているさいにも，商品の原形は生じているが，普遍的なものに位置するほどではない。知っている人同士が，必要なものと余っているものを交換するくらいのレベルにある。

市場で物々交換するようになると，見知らぬ者同士が物でもって交流

し，物にたいする独自のコミュニケーションが生まれる。この段階での物は，まだ商品というレベルではない。

しかし，交通機関が発達し，直接にはまったく面と向かわない者同士が交換するようになると，事情が異なってくる。さらにそこに交換を仲介し，生業とする商人が入ってくると，このコミュニケーションはさらに独自の発展を遂げる。交換される物は，商品ということになる。当然，貨幣が交換を著しく円滑にするのだが，貨幣がなくても，交換と交換されるものである商品は成立する。交通の発達によって生まれる商品は，貨幣とは基本のところで，異なっていると考えられる。交通が盛んになって生まれてくる商品が，コミュニケーションの「媒体」となっている。

ここで興味深いことがわかる。人びとがあまり動かない小さい共同体では，それぞれの人の労働はかけがえのないものだろう。交換がきかないものだろう。しかし，交通が発達し，同じ労働をよそから来た他の人にしてもらうということができるようになると，状況が変わる。

たとえば，ある農村で刈り入れの人が不足しているとする。近隣の農村の代表者に声をかけ，特定の人ではなく，だれか派遣してもらうように頼む。その代償として，とれた米の一定量を渡すと約束する。派遣される人の労働は，米と交換されるものとして，成立している。「労働」が「商品」としてあることになる。この場合，米が貨幣の役割を果たしているように思われるかもしれないが，米との交換ではなく，別なときに労働する人を派遣する約束でもよい。したがって，商品と貨幣とは別な普遍性である。商品を生みだす交通による普遍性を「交通的普遍性 traffic universality」といっておく。

このように物も労働も，交通の発達によって商品となる。労働の商品化も，交通の発達によって促進され普遍化される。通販のカタログや求人誌がその象徴だろう。個々の物，個々人の労働も，普遍化され，かけがえのなさや個別的な名前を失い，疎外される。

今日のインターネット社会では，もはや交通というレベルを超えている。インターネットのオークションで，交換される。あるいは，商品を買う。さらに，物としての商品だけでなく，ソフトのダウンロードのように，情報が商品となったりしている。

4）貨幣的普遍性

貨幣という制度は，共同体の制度と同じように思われがちだが，別のレベルの普遍性と考えられる。日本の貨幣である「円」は，日本国という共同体とリンクしていて，その制度の一環ともいえる。が，「ドル」や「ユーロ」のような他の通貨とも連動して，貨幣のシステムを作っている。世界全体という共同体の一部として合衆国や日本があるという考え方もあるだろうが，それぞれの国は別の共同体である。したがって，共同体の制度という普遍性と，貨幣の普遍性を分ける必要がある。

貨幣は言語のようなコミュニケーションをするわけではない。しかし，経済という独自のコミュニケーションを作りだし，人と人，人と共同体，共同体と共同体とのあいだで，やりとりをする。貨幣はコミュニケーションの「媒体」となっている。

パーソンズはスメルサーとともに『経済と社会』（Persons,T., Smelser,N. J. : *Economy and Society: A Study in the Integration of Economic and Social Theory*. Routledge and Kegan Paul Ltd., London, 1956. [冨永健一 訳：*経済と社会Ⅰ, Ⅱ*. 岩波書店，東京，1958, 1959]）で，貨幣を人と人とのコミュニケーションの「媒体（medium, 複数形 media)」として研究している。言語ではないが，言語のように振る舞うとしている。パーソンズによれば，このことをいったのはニューディール政策で有名なケインズだという。

貨幣は媒体であって，それ自体に実体はない。街のコーヒーショップのポイントも一種の貨幣と考えられる。ポイントカードに記憶されているポイントは，その店の商品と交換できるか，代金の軽減に役立つ。非

常にローカルな貨幣として振る舞う。しばらくぶりに店に寄ろうとしたら，店がなくなっていたとしよう。すると，ポイントカードにあるポイントは，貨幣としての意味がなくなる。ローカルな普遍性さえ失うのである。

　貨幣にある普遍性は，なにか独特のもののように思われるかもしれないが，言語のように，人と人との相互的行為のなかに位置づけられるものである。したがって，社会行為的普遍性に属する。

　貨幣にもとづく経済における普遍性を，「貨幣的普遍性 money universality」といっておく。われわれが従わざるをえない普遍性として，現れる。普遍性なので，当然のことながら，疎外も起こる。

5）権力的普遍性

　パーソンズは『政治と社会構造』（Persons, T. : *Politics and Social Structure*. A Division of The Macmillan Company, New York, 1969.［新明正道 監訳：*政治と社会構造 上・下*. 誠信書房，東京，1973, 1974]）のなかで，貨幣のように，社会のなかで媒体として働くものとして他に，「政治的権力」「影響力」「価値コミットメント」をあげている。

　銀行がお金を集めるように，政党は個々人の「権力」を集める。一票がもつ政治力を集める。これを政府機能に回すことで，大規模な政策的意思決定を行い，政策を実行する。権力を行使する。この考えにしたがうと，権力も媒体としての普遍性をもつようになる。

　あるいは役所や会社のような共同体が，官僚制機構をもつとき，その共同体のなかで，地位が権力の強さを決定する。地位が上にあるものは大きな権力をもち，地位が下のものは小さな権力しかもたない。階層化されている。しかし，別の業種の会社同士のように，共同体同士に関連がないときには，その権力は別な共同体の成員にとって無に等しい。意味がない。また，退職したり，会社を辞めたりして，その共同体から外れると，権力はなくなる。その共同体内でしか通用しない通貨

のように振る舞う。権力を媒体とする普遍性を「権力的普遍性 power universality」といっておく。

権力に逆らうと不利益をこうむるという形で，人びとは権力に従うようにさせられている。国家権力のばあいは，法的に罰せられる。会社組織のようなところでは，左遷させられたり，降格させられたり，あるいは辞めさせられたりする。

また，政治では改選されて落選すると，たちまち権力はなくなる。同じ発言をしても，人びとはあまり耳を貸さなくなる。しかし，官僚制機構や会社組織ではそういうメカニズムは働きにくい。一応，会社組織は株主総会でリセットできるようにはなっている。

権力の構造を知らなくても，このような権力は個人に，ある程度，従わなければやっていけないものとして現れる。権力にたいする共通認識を人びとはもたざるをえない。権力をあからさまにか，密やかに感じながら，影響される。その意味で普遍性をもつ。

家族という共同体，あるいは組織でも，権力構造がある。実際には，発言力とか決定権のような形で現れる。家族でも権力に逆らうと，不利益をこうむることになる。

学校のクラスやクラブなどというような共同体でも，権力構造がやはり見られる。

6) 影響力的普遍性

「影響力」と次に述べる「価値コミットメント」がわかりにくい。

共同体は連帯性によって維持されている。共同体において，「影響力」は説得という脈絡において，人びとのあいだを循環する社会的相互行為の「媒体」であると，パーソンズはいう。とりあげられている例から考えて，われわれが日常いう「人気」や「人望」に当たると思われる。これにもある種の普遍性がある。コミュニケーション力がある。

「狼だ，狼だ」と何度も叫んだ少年は，本当に狼が来たときには信じ

第8章　コミュニケーションのためのさまざまな普遍性　149

てもらえなかった。彼は影響力をむだ遣いしてしまったから，影響力を失った，信じこませる力を失った。貨幣のように，もともともっていた影響力，つまり信用を徐々に減らし，ゼロになってしまったのだ，このようにパーソンズはいう。「人望」を失い，信頼されなくなったということを，もっと一般化して，影響力を失ったといっているようだ。

リーダーシップを大いに発揮するリーダーは，説得力があり，影響力をたくさんもっている。そのリーダーのもとにある共同体の構成員は，説得力に惹かれてリーダーを信用することで，影響力をリーダーに与える。人びとは人気があり信頼されるリーダーに，信頼を寄せる。貨幣における銀行のように，影響力を彼に預ける。彼は預けられた影響力を行使して，人びとを説得し，さらに信頼性を高める。こうして影響力は貨幣のように循環する。影響力が多量に循環している共同体は，まとまりがある。凝集性が高い。貨幣にたとえると，景気がよい。

影響力のあるリーダーは，自分に信頼を寄せる人びとに応えるべく，行動する。政治家なら，人びとのしてほしい政策を実行に移す。これは，寄せられた影響力を，人びとに再び分配していることに当たる。人びとは納得して，さらにそのリーダーに影響力を預ける。こうして，影響力のよい循環が生まれる。

権力をもっていて，権力を振りかざすリーダーが，必ずしも影響力をもっているわけではない。信頼されていなければ，影響力が少ない。影響力の循環量が少ない。影響力という通貨が，循環していない。経済でいえば，不景気に相当する。人気のないリーダーは，こういう状態にある。このようなリーダーは，しばしば権力的普遍性に基づく権力を振りかざして，権力に逆らう者を処罰し，人びとに恐怖を与え，共同体の凝集性を高めようとする。

また，信頼されている有名人のように，影響力のある人物が，必ずしも権力をもっているわけではない。権力と影響力は，別の「媒体」である。たとえば，人気のあるタレントをコマーシャルに使う。これは，人

気という影響力を利用して，商品を売ろうとするごく一般的なやり方である。権力でもって買わせているのではない。

　どのような共同体であっても，共同体であれば，このようなことはいつでも起こる。たとえば，あるラーメン屋が「うまい」と人気があったとする。人びとに影響力をたくさんもっている。寄せられた人気に応えるべく，ラーメン作りに手を抜かず，他のラーメン屋よりもしっかりサービスしたとする。これは影響力を客に再び分配して，説得という文脈で影響力を大いに利用したことになる。そうすると，客はますます来るようになり，人気がさらに高まる。客は影響力をそのラーメン屋にさらに預ける。すると，ますます影響力が増す。影響力の好景気状態となる。

　しかし，あまりにたくさん客がつき疲れてしまって，ラーメン作りやサービスがおろそかになったとする。すると，評判が悪くなる。だんだん客は影響力をそのラーメン屋に預けなくなる。同じようなことは，他のサービス業でも起こる。人気が出すぎて，その後人気がなくなり，つぶれてしまう店はよくある。

　こういう影響力，人気も，人びとには従わざるをえない普遍性として現れる。このような影響力による普遍性を「影響力的普遍性 influential universality」といっておく。人気のあるタレントについても，自分だけが嫌いだといっても，人気のあるときは勢いに変わりはない。しかし，世の常として，時とともに影響力は下がる。人びとは飽きて，人気という媒体を預けなくなる。

　クラスで人気のある子とは，みんなが遊びたがる。これは権力とは違う。また家族内で，権力はもつが人気のない父親と，人気のある母親というパターンはよくある。

7) 価値コミットメント的普遍性
　共同体で人びとが文化的価値を共有すると，道徳的に拘束されるとい

う事態が生じる。ここで発生する「媒体」を，パーソンズは「価値コミットメント」という。これも普遍的なものである。

コミットメント commitment ということばには，委任，拘留，約束，責任，傾倒，（政治などへの）参加などの意味がある。パーソンズのいっている例から考えると，「価値コミットメント」は，価値を共有する共同体への道義的責任のようなものと考えられる。

たとえば，宗教を通じた共同体では，その宗教という文化的価値を守る人びとから成り立つ。そして，その宗教における価値を守るように拘束される。逸脱すると勧告を受けたり，処罰されたり，破門されたりする。宗教を信じる人びとは，信じることで価値コミットメントを宗教共同体に預ける。信じられた宗教共同体は，価値コミットメントをたくさんもっている。宗教共同体は道徳的権威を多くもつこととなる。

宗教で道徳的権威がなくなることがある。つまり，信じられなくなる。宗教的規律が乱れる。これは，宗教共同体に人びとが価値コミットメントを預けなくなるという事態に対応している。全体として，価値コミットメントの流通量が減る。すると，宗教共同体は宗教という文化的価値を維持するために，原理主義などとして宗教的規律を強め，勧告，罰則の厳格化に至ることもある。これは経済でいえば，引き締め政策を行った状態，お金の価値を高めたようなデフレ状態に対応すると，パーソンズはいう。経済でいえば，貨幣価値が非常に高くなっている。わかりにくいかと思われるが，たとえば，ほんのちょっと道徳的に逸脱しても，厳しく宗教団体から処罰される。つまり，宗教的権威にたいして価値コミットメントを預ける量をほんの少し減らしても，ほんの少し不信心を働いても，その量でも十分に重くとられ，処罰されることになる。

パーソンズはいっていないが，日本の仏教の状態は，逆に価値コミットメントのインフレ状態にあるのかもしれない。人びとは信じていないようでいながら，大部分の日本人は，死後，仏教的に扱われる。どこに実体があるのかわからないが，仏教的共同体に価値コミットメントを預

152

けている。流通量が多いためか，少し仏教から逸脱することをしても非難されたり処罰されない。たとえば，先祖や家族が死後に仏教的に葬られているのに，キリスト教教会で結婚式を挙げても非難されない。これは通常なら，不信心，価値コミットメントを供出していないことに当たる。また，同じ人が神社で祈願する。神に価値コミットメントを供出して，宗教的加護という見返りの価値コミットメントをもらうことになる。インフレ状態のために，価値コミットメントの価値が低い。預けても見返りがあまりない。

　前項で述べた影響力との違いは，どうなっているのか。影響力はリーダーを信用することで，影響力をリーダーに預ける。しかし，人が信用しなくなって，影響力を預けなくなっても，勧告されたり，処罰されたりはしない。それにたいして，価値コミットメントは預けなくなると，非難され，勧告や処罰の対象となる。

　影響力の強いリーダーは，カリスマともいわれるだろう。たとえば，日本のような国で，ある政党のリーダーがカリスマ的な影響力をもっていたとする。演説に説得されて，その党の支持者になり，その党からの立候補者を選挙で選んだとする。しかし，投票した人が，なんらかの報道によってリーダーを信じられなくなり，支持するのを止めたとする。それで政党から非難されたり，処罰されたりはしない。

　ところが，政党の党員は共通の価値を維持するために，政党を担っている。その党員が党のいっていることを信じなくなり，悪口を周囲にいいふらしたとする。政党という共同体に価値コミットメントを預けないということで，勧告を受けたり，処罰されたり，離党勧告を受けたりする。

　カリスマを擁した独裁制といわれる体制は，本来は人気のある信頼された影響力の大きいカリスマというレベルに留まっている。ところが，独裁者のいっていることを絶対的に支持するように強制したとする。これは，人びと全員に独裁者の価値を押しつけ，価値コミットメントの供

出を強制するような状態にあるだろう。独裁者の掲げる価値に背くと，道徳的に非難を浴びたり，罰則を科されたりする。このようなそれに背くと道徳的に非難を浴びる普遍性を「価値コミットメント的普遍性value commitment universality」といっておく。

独裁者はさらに，別な媒体である権力を行使することもある。独裁者は人びとに圧力をかけ，自分に利するように作った法律に違反したとして拘束する。人びとに恐怖を与え，凝集性を高めるということに及ぶこともある。

カリスマを擁しない全体主義の体制もある。そこでの文化的価値は一元化されている。体制の価値を守るように強いられる。価値コミットメントを体制に供出するように強いられる。それに背くと，道徳的に非難され，処罰を受ける。全体主義の体制では，権力も体制側にある。経済という貨幣の部分も，体制が握っている。四つの媒体のうち三つまで掌握できるが，唯一，影響力だけ，体制側は握れない。操作できない。しかし，体制側に従っているとよいことがあるというプロパガンダをして，最後の媒体である影響力を集めようとするだろう。いわゆる人気取りをするだろう。リビアのカダフィは，石油で稼いだ豊富な資金で，国民にいろいろなものを無料で提供したりして，人気をとったらしい。影響力を貨幣と交換し，取り集めたともいえる。

お金で権力を買う，つまり貨幣と権力とを交換するなど，これらの媒体は一つのみで完結しているのではなく，複雑な流通もする。これはしかし，社会学の研究対象であり，ここで扱うには膨大すぎるので，指摘だけにとどめる。

価値コミットメントも，制度や影響力とも異なった従わざるをえない道徳的なものとして，人びとの前に現れる。

ギャングエージでの仲間集団も，この価値コミットメントに従う共同体だろう。価値コミットメントを供出しない，いわゆる「裏切り」は，処罰の対象となる。

スーパーマーケットが出現する以前は，小売店と常連の買い物客との共同体があったともいえる。しかし，スーパーマーケットができて，そちらのほうが安いので，客が従来の小売店に行かなくなる。価値コミットメントを小売店に預けなくなる。これは，客の裏切りともいえる。表立っては非難されないだろうが，陰で非難される。昔の一時期によくあった現象である。

付き合っているカップルという共同体にでも，すでに価値コミットメントの流通が生じている。婚姻関係ではないので，制度には入っていない。影響力，つまり人気でもない。しかしたとえば，二股をかけると，つまり，付き合っている相手以外に価値コミットメントを預けると，相手からも周囲からも道義的に責められる。

8）マスメディア的普遍性

マスコミ，これはマス–コミュニケーションの略であり，やはりコミュニケーションの一種である。そこで扱われるものは，マスメディアだが，メディアは「媒体」の英語，medium の複数形 media をカタカナ表記している。パーソンズは貨幣などを「媒体」として一般化した。したがって，人と人とのコミュニケーションで，貨幣とマスメディアは似たところがあると考えられる。

新聞，ラジオ，テレビ，本，週刊誌，あるいは映画など，マスメディアに相当するものはいろいろある。これらに直接にたずさわる専門家は，多くの専門家でない読者，視聴者などにたいして，情報を集約して与える。その情報はさまざまだが，一般的意見，流行，興味深いこと，多くの人が知りたいであろう情報などが含まれる。

多くの人の意見や興味を，普遍化して与える。その情報を受けとる人たちは，鵜呑みにするわけではないが，その情報を一般的なもの，普遍的なものだと思う。その最たるものが新聞やテレビで伝えられる世論だろう。内閣支持率などのように，アンケートにもとづくものもあるが，

多くの人びとにとって結局は一方的に与えられるものになっている。このようなマスメディアとつうじた普遍性を「マスメディア的普遍性 mass media universality」といっておく。

　ここに情報の普遍性が生じている。したがって，当然のことながら，個々の意見は無視され，疎外されることになる。

　社会主義国に著しいが，情報統制によってコントロールすることがある。人びとの意見と離れたものであっても，普遍的なものとして，あたかも人びとの意見を集約したものであるかのように，情報が伝えられる。あるいは，人びとが知りたい意見，情報が故意にねじ曲げられたり，伝えられない。そういうことも起こる。

9）インターネット的普遍性

　インターネットはマスメディアと根本的に異なっている。マスメディアは個々人の意見を吸い上げるとはいっても，発信する側は一方的になっている。しかし，インターネットは個々人がその気になれば，いつでも発信できる側にもなる。むしろこう考えたほうがよいだろう。双方とも発信し受信できるインターネットの能力制限された特殊な状態にあるのが，マスメディアだともいえる。マスメディアでは，一方のみが優位に立って発信し，他方は受信するのみで，発信できない状態にある。

　インターネットで起こる普遍性の代表がブログなどだろう。自分だけの毎日の意見を綴れば，だれも見ないかもしれないが，ブログによっては，数十人，あるいは数万人が個人的な意見を読む。それだけでなく，それを読んだ人が自分の意見をブログ開設者に寄せる。さらにそれだけではない。寄せられた意見は，ブログのコメント欄に載って，他のブログを見る人がまた読む。その意見のやりとりをも，別の人が読む。

　それぞれの人が情報を送る側でもあり，同時に受けとる側でもある。双方向がつねに保たれている。小さな共同体，小さなサークルなどは別にして，直接民主制のとき以来，このような直接性は失われていた。共

同体の構成員の数が多くなりすぎて，意見の直接の往復，さらにその往復を考慮に入れて，意見を自分なりに考えるというようなことができなくなっていた。インターネットと大量の情報処理が行えるコンピュータの発達によって，再び可能となった。

このようなインターネットで結ばれる共同体が，強大な影響力をもつ人だけの意見だけでなく，それなりに個々人の意見を反映しながら，共通の普遍的な意見を作りあげていく。それなりに共通な見解が熟成されていく。このインターネットで生じる普遍性をインターネット的普遍性internet universality」といっておく。

個人が極端な勝手な意見を述べてもよいかというと，ブログが炎上することもあるように，それなりの規制が働いている。

マスコミとわれわれの関係は，マスコミからの情報を一方的にわれわれは受けとるだけの関係である。われわれはマスコミを反映するが，われわれをマスコミは基本的に反映しない。インターネットでだれかが意見を書けば，その意見を読む人びとはすべて，その人を反映することになる。その意見にたいして，また他の人が意見を書けば，その両方の意見を見る人びとがそれらを反映する。こうして反映は鏡のように反射し合う。理論的には無限に反射が起こる。反映が反映を呼び起こし，さらにまたその反映にたいする反映が起こり，それらが動的に変化しながら，ある種の共同体の共通意見を形作る。動的ではあるが，普遍的な意見となる。

インターネットの共同体は，そのひとつだけに属しているというわけではない。あることに関しては，あるサイトを中心に共同体が形成され，ある趣味に関しては別なサイトとそこにリンクしてあるサイトを巡って形成される。このようなことが起こる。

そして，インターネットの共同体は，人びとがそこに集まっていなくても，共同体を形成することができる。互いになにか連帯をもって情報を交換しているだけの共同体を作ることができる。

第8章　コミュニケーションのためのさまざまな普遍性　157

それだけでなく，アラブの民主化運動にもあるように，インターネットでデモを呼びかけ，それまで互いに会ったこともないような人びとが集まって，実際にデモをすることができる。また，このような共同体は，通常の共同体のようにそれなりの月日のあいだ，存続するというのでなくてもよい。その場，その時間だけの共同体としても存在することができる。

10）計測的普遍性

秦の始皇帝は，人びとの活動を促すために，度量衡の制度を定めたという。これだけでは，共同体の制度といってもよいかもしれない。

しかし，フッサールが『危機』(Husserl, E.: *Die Krisis der europäischen Wissenschaften und die transzendentale Phänomenologie*. Husserliana Bd. VI, 1954. ［細谷恒夫・木田元 訳：*ヨーロッパ諸学の危機と超越論的現象学*. 中央公論社，東京，1974］) で告発したように，ガリレイが運動法則を発見して以来，自然の数学化という事態が起こっている。ある物差しを一定にすれば，人びとのあいだで共通なもの，普遍的なものによって，意見交換，コミュニケーションが可能となる。自然科学では「客観性」といっている。少し複雑になると，この普遍性は専門家しかわからない。自然の数学化で生じる自然科学における普遍性を「計測的普遍性 measuremental universality」といっておく。

われわれにはアジアの国々の地理的，つまり計測的位置関係は，教育によって割合わかっている。ところが，東ヨーロッパとかアフリカなど，遠い国々の位置関係は，明瞭でない。国の大小などは，むしろ日常生活への心理的影響（影響力的普遍性）の大小で見ている。人びとは重い物が早く落下し，軽い物はゆっくりと落下すると思っていたし，教育で学んでもいまだに思っている。日常言語からくる普遍性にもとづいて，そう思っている。ピサの斜塔でガリレイが示したように，間違っている。アインシュタインの $E = MC^2$ の法則は，われわれがその電力を

利用する原発の原理ではあっても，直接にわれわれに立ち現れてこない。

　むしろこの普遍性はいろいろな道具や機械などとして，間接的に人びとに影響を及ぼしているのだろう。日常生活で不可避な普遍性ではあっても，人びとの意識には直接に入ってこない。

　計測的普遍性はあくまで物差しによる計測から生まれる普遍性であって，それにばかり依存して，これだけがすべてだと思うと，ある種の人間性を阻害することになる。この種の普遍性で，すべての人間の活動が記述できるかどうかは，疑問なところであろう。

　以上，社会行為的普遍性に属すると思われる普遍性について述べた。他にもあるかもしれない。何度もいうように，この普遍性はミラーニューロンの延長線上にある。

D. パースペクティブ的普遍性

　人は自分自身のパースペクティブと他者のパースペクティブを区別している。パースペクティブを区別しながらも，そのとき注目されている対象が同一のものであることも知っている。対象の意味はさまざまなパースペクティブのなかで同一でなければならない。意味は多くのパースペクティブのなかで，普遍的なものでなければならない。

　しかし，よく注意してみると，順方向と逆方向の普遍性があることがわかる。

　まずパースペクティブによって，ある特定の対象がさまざまな見え方をするということが認識できていて，さまざまな異なる見え方から，同一の個体的なものとしてその対象を綜合できていなければならない。これはむしろ，「個体化的普遍性」に属する。ミツバチにでもできるし，人間の赤ん坊でもできる。

　リゾラッティらの実験では，サル自身の行為と，実験スタッフの行為

とに，パースペクティブの違いが多少なりともあるだろう。自分の眼で
自分の手とピーナッツを見たときと，実験スタッフがむこうで人間の手
でピーナッツを割っているのを見たときとは，明らかに異なっている。
サルのミラーニューロンは，左右の逆転した行為や，不十分に斜めにし
か見られない行為にも，反応するかもしれない。やはりこれは，「個体
化的普遍性」と「同一化的普遍性」を前提とした「社会行為的普遍性」
に相当する。

　ところが，ピアジェの「三つの山」問題は，逆方向ができるかどうか
試している。同一のものを，今見ているパースペクティブとは異なった
パースペクティブから見たばあいを推測させている。同一化されたもの
を，経験していないパースペクティブでは，どうであるかを問うてい
る。

　よくない例えかもしれないが，数学でいう逆関数に似ている。yが対
象を指し，xがパースペクティブを指しているとする。簡単にするた
めに，xに2通り，あるとする。$y = x^2$でもって，同一の対象yが示さ
れる。今度は，yをもとに，xを示すことが要求されるとする。数学で
は，$\sqrt{y}$となる。同一化と逆の過程を推測できなければならない。その
ためか，ピアジェの研究ではこの課題は，それなりに年齢を経ないと達
成できなかった。しかし，実験に耐える高機能自閉症児ではそれが可能
だった。

　いったん統合された同一のものを，さまざまな違ったパースペクティ
ブからどう見えるかを，認識できるという普遍性である。ピアジェの研
究を紹介したところでいったことばでは，「視点変換能力」である。こ
の能力はかなり推論的なもので，普遍性と呼ぶには問題もあるが，異な
るものを一つのものの側面としてとらえるという意味で，「パースペク
ティブ的普遍性 perspective universality」ということにする。

E. 論理学的普遍性

　数学のように，「こうであれば，こうでなければならない」という論理学的な必然性にもとづく普遍性もある。この論理学における普遍性を「論理学的普遍性 logical universality といっておく。もともとフッサールは数学の基礎を探るために，人におけるこのような必然性を哲学において追求することから，哲学をはじめた。

　後に数学におけるように形式的論理学における普遍性だけでなく，それよりも根本的な超越論的論理学における普遍性も，『形式論理学と超越論的論理学』(Husserl, E. : Formale und Transzendentale Logik. *Jahrbuch für Philosophie und Phänomenologische Forschung.* B.d.X, Hrsg.E. Husserl, Halle a.d. Saale 1929, S.1-298. [立松弘孝 訳：*形式論理学と超越論的論理学.* みすず書房，東京，2015]) でとりあげた。

　後でとりあげる「相互主観的普遍性」以外に，他にも普遍性があるかもしれないが，次に移る。

第9章

人は他者のなかの「I」も経験できる

1. 他者のなかにある「I」

A. ある経験

　こんな光景を目にしたことがある。地下鉄のホームで電車を待っていた。向こう側のホームに電車が入ってきた。窓越しに数人の乗客が降りていくのが見える。

　最後によろよろ歩きの中年の男がドアから出ようとする。ところが，ドアの横の取っ手につかまるが，よろけてドアの内側にズルズルと転んでしまう。それでもまた取っ手につかまって起きあがる。そして，ドアを越えて降りようとする。「この人は，どうしてもこの駅で降りなければいけないんだ」と思う。しかしまたドアとホームにまたがる形で転んでしまう。このままドアを閉めたら挟まれてしまう。車掌が間違ってドアを閉めたらたいへんだ。大事故になってしまう。なにかだんだん自分が苦しくなってくる。自分自身が必死になっている。

　ホームの向こう側なので行けない。「誰か助けろ」と心のなかで叫ぶ。すると，すでに降りてしまって向こうに行きかけた若い男が戻ってきて，その中年の男を抱えて降ろした。ほっとした。その後駅員も駆け寄ってきて，ベンチに座らせた。なにかひどく酔っぱらっているようだ。それでも先ほどの自分自身が苦しいような気分から，ほっとした気分に変わっていた。すると，電車が入ってきた。自分が電車を待っ

ていたということをほとんど忘れていた。

B. 他者を間接的に生きるということ

このような経験は，しょっちゅうあるわけではないが，珍しくない。知っている人のこともあるし，知らない人のこともある。母親は自分の子どもに危険が及んだときなど，子どもの痛みを自分自身のことのように感じるだろう。

こういうばあいに経験されるものは，はたして他者としての対象である「子ども」だろうか。現実には，子ども自体を母親は生きることはできない。しかし，このようなときに経験されるのは，間接的にではあれ，子どもを主体として生きることであろう。

C. 他者のなかにある「I」

ミードは，私が他者を経験するのに，その振る舞い，態度，役割から経験する仕方を記している。私は他者を「me」として経験する。それだけでなく，自分自身を対象としては，自分自身を一種の「me」として経験する。ものごとを遂行する「I」としての自分自身は，後からしか経験できないといっている。

しかし，上記の地下鉄の例，危険にさらされた子どもにたいする母親の経験など，このようなばあい，他者が経験していることを，同時に私や母親はあたかも自分が遂行しているかのように経験している。ここでは，他者を「I」として経験しているといってよいだろう。

ミードも，「生霊」について述べたところで，こういう可能性も考慮に入れるかに見えた。しかし，結局，他者を「me」として経験する可能性しか述べていない。

D. 他者のなかの「I」と「心の理論」

したがって，私は他者のなかにある「I」も経験できる。他者のなか

の「I」を対象化してとらえるには，もちろん，地下鉄での経験のように，我に返らなければならない。さっき，私が経験したことを振り返って，一種の他者としての私，つまり，一種の「me」として，とらえなおさなければならない。

　しかし，さっきのことを振り返ってとらえなおせば，向こう側にいる他者がいまさっき経験していたことを，あたかも「I」であるかのように私自身が経験していたことがわかる。私は他者のなかにある「I」も経験できる。

　そうであるならば，「心の理論」との関係はどうなっているのだろうか。「サリー−アン課題」で，健常の子どもは人形の考えていることを，どのように経験しているのだろうか。

　たいていはこうだろう。子どもは「人形の身になって」，人形の考えを経験したにちがいない。不在のため，アン人形がビー玉を移し換えたということを知らないサリー人形の身になって，子どもはサリー人形の考えを経験したにちがいない。そして，正解を述べたのであろう。

　子どもはサリー人形の考えを推測したのではなく，サリー人形の「I」になって，サリー人形の考えを経験した。そして，すぐ後の瞬間にはすでに，サリー人形の「me」となってしまっているサリー人形の考えを，解答として述べたのであろう。

　すると，この課題に困難を覚える自閉症児は，他者のなかの「I」を経験しにくい状態にあると思われる。他者のなかの「I」を経験できるということが，「心の理論」を使えるということの意味だろう。つまり，他者のなかの「I」を経験できるということは，他者の「心」を経験するということに相当すると考えられる。

2. 自閉症の世界

A. マインド・ブラインドネス

バロン−コーエン Baron-Cohen,S. らの実験で対象とされた自閉症児は，顕著な精神遅滞をともなっておらず，言語的理解が可能な者たちに相当する。言語的理解が可能であるということは，他者とのあいだでの言語的疎通と「他者」を想定した日常生活が可能であるということで，彼らの世界には確かに「他者」が存在している。

ところが，バロン−コーエンらの実験が示したように，彼らは「他者」の考えている内容を推測できない。ないしは，推測するのに非常な困難がある。「心の理論」がうまく使えていない。彼らの世界には「他者」がいるが，その他者の「心」が機能不全を起こしているといえるだろう。

このあたりについて，もう少し詳しく述べる。実験が可能だということより，バロン−コーエンらの被験者である自閉症児は，言語理解が可能であり，質問されれば返答できることがわかる。このような知的に恵まれた自閉症児は，日常的な言語理解にほとんど支障がない。ただ，十分会話のある者でも，他人と会話を開始し継続する能力に著明な障害がある。

彼らは欲しいものがあればいえるし，学校でも教師の質問にも答えられる。しかし，実験が示すように，人形の考えている内容をうまく推測できない。

彼らはどのように世界を理解し生きているのであろうか。次のように考えると辻褄が合う。

彼らはこの世界に，原理，原則，ルール，規則，決めごと，パターン，役割等々を細かく割り当てながら生きているようだ。先にいった「社会行為的普遍性」に属する普遍性を当てはめて生きている。われわれはあまり細かいルールや規則をいちいち覚えずに，その場その場の状況や，周囲の

人たちの「心」の内容を推測して行動している。ところが，知的に恵まれた自閉症児は，可能な限りのルールや規則，パターンを覚えて現実世界に当てはめて生きているようだ。このような決めごとが頼りなので，特定の機能的でない習慣や儀式にかたくなにこだわり，変更を嫌う。

　随分と以前に，知的に恵まれた自閉症の男子大学生を診ていたことがある。彼は通学する大学近くのバス停で行列に並んでバスを待っていた。そこへ一人の女性の高齢者が列の先頭に割り込んだ。彼はツーッとその人のところへ行き，突き倒してしまった。その人は大学に訴えたため，彼は退学になりかけた。

　診察室で理由を問うと，「列に割り込むのは悪いことだから，突き倒したのだ」といい，自分が正しいことを主張した。「相手を見て，年寄りだから腰が悪いかもしれないとか，弱っていて座りたいのだろうとか考えて，譲ったらどうか。そして，突き倒して，怪我をさせてしまったら，どうなるか考えないのか」と尋ねた。彼は依然として，その女性の高齢者の不正と，自分の正しさを主張した。彼の行為の不適切さの自覚と反省には，結局，もっていけなかった。

　彼はその人の身になって考える，「心」の内容を考えるということを全然せずに，社会ルールを当てはめることに終始した。われわれはルールも考えるが，それと並行して，その人の「心」の内容を考えるとか，同じようにバスを待っている周囲の人たちの「心」の内容を推測し，状況を考慮に入れて行動する。彼はそれができなかった。

　そうすると，どのように周りの人を自閉症の子どもたちや青年たちは把握しているのだろうかという疑問が出てくる。彼らと接していると，次のように考えるのが妥当だと思われる。母親などは特別な存在になっている可能性が高いが，例えば，学校の教師は学科を教え，生徒に質問し，間違ったことをすれば注意するなどの役割を担った「身体的物体として経験される他者」ととらえているようだ。

　例えば，自動車という物体が交通ルールを守りながら街を走ってい

る。たくさんの車がそれぞれ走っている。自動車という物体の動く方向や自動車の「意図」を読みながら，われわれは反応している。これと同じように，学校の教師も，身体という動く物体があるパターンで反応していると，自閉症の子どもや青年たちは把握しているように思われる。サルのミラーニューロンが把握できるレベルで，把握している。

その他の諸々の人びとも，それぞれの役割や行動パターンから，それぞれ一定の行動や発言をする身体的物体をもった「人びと」として把握している。したがって，予想される反応から外れると，非常に戸惑うし，パニック状態になってしまう。

こう述べると，自閉症の子どもたちや青年たちが，非常に異常なとらえ方をしているように思われてくるかもしれない。しかし，シュッツ Schutz,A. もいうように，われわれも通り一遍に生活しているとき，たとえば，電車に乗るとき，運転手とか車掌についていちいち彼らの「心」の内容まで考えていない（Schutz,A. : *Collected Papers III : Studies in Phenomenological Philosophy*. Martinus Nijhoff, The Hague, Netherlands, 1966. ［渡部光・那須壽・西原和久 訳：アルフレッド・シュッツ著作集 第4巻 現象学的哲学の研究. マルジュ社，東京，1998]）。目的地へ運ぶという役割，ドアの開閉や乗客へのサービスをするという役割を遂行する身体的物体をもった「人」としか考えていない。道ですれ違う通行人たちについても，いちいちその「心」の内容まで考えない。歩いている方向を見て，ある方向に向かって歩いている通行人というパターンを読み取るだけである。「心」の内容を読み取らなくても，どこかに向かって歩いているという「意図」は理解できる。そのようなパターンを当てはめて，行動を理解している。そして，彼らの個々の「心」の内容は，特別な状況に直面しないかぎり考慮に入れない。

バロン-コーエンは自閉症に見られる「心」の内容を考慮に入れにくい状態を「マインド・ブラインドネス Mindblindness」と名づけた（Baron-Cohen,S. : *Mindblindness: An Essay on Autism and Theory of*

Mind. The MIT Press, Massachusetts, 1985.［長野敬・今野義孝・長畑正道訳：*自閉症とマインド・ブラインドネス*. 青土社，東京，2002］）。

　自閉症の著名な研究者ラター Rutter,M. は，28歳の自閉症男性が「自分には人の心が読みとれない」「他人には人が心配しているとか怒っているとか，説明しなくても，そのことがわかるらしい。だが自分にはそれができない」と助力を求めにきたという（杉山登志郎：自閉症の内的世界. *精神医学*，34, 570-584, 1992）。

　したがって自閉症に関する研究から，われわれの世界に身体的物体をもった「他者」がいるということと，その「他者」が「心」をもっていると思えることとが，異なる次元にあるということがわかる。通常われわれは両方の次元をあまり区別せず経験している。

　いいかえると，他者には二種類あるといえる。ひとつは，世界のなかで他の身体的物体をもった人を見たり，他の身体的物体をもった人のいうことを聞いたりすることで経験する「他者」である。もうひとつは，その身体的物体をもった人が「心」をもっていると思うことで経験する「他者」である。自閉症は身体的物体が「心」をもっているということを経験できない，ないしは，しにくいという病理を体現している。他者はいるけれども，「心」をもった他者がいないか稀薄だという世界に，彼らは生きていることになる。正常では発達早期にあまりにも一挙に獲得されるために，双方の他者に違いがないように思われている。

B. 自閉症の世界

　バロン−コーエンらの実験で対象とされた，顕著な精神遅滞をともなわない自閉症児は，言語が使える。世界のものに意味があることを知っており，記述できる。人びとのいっている言語的意味は理解でき，知識として蓄積できる。こうした自閉症児たちには，他者はどのようにとらえられるだろうか。

　例えば，私が繁華街を歩いているとする。大勢の通行人が周りを歩い

ている。同じ方向に歩く人びとは，完全に同じではないが，ほぼ同じ方向へ行こうという「意図」をもっているのはわかる。反対方向に歩いている人びとは，これまで私が来たほうへ歩いていこうという「意図」をもっているのがわかる。彼らは通行人という役割というか行動パターンで行動している。私は，彼らのひとりひとりの「心」の内容を推測して，このことを理解しているのではない。役割ないし行動パターンの一端として，そのような「意図」を理解している。

　そこにもし，向こうから走ってくる人が来たとする。通行人たちをかき分けかき分け走ってくる。背の高い若者である。ときどき自分の後ろを振り返りながら，走ってくる。すると，私は彼の走る姿や表情から，彼の「心」の内容を推測する。「どうしたのだろうか。誰か悪い奴に追いかけられているのだろうか」と思ったりする。この段階ですでに，単なる役割や行動パターンを超えた「心」の内容を推測する。もっとも，ここでも「走って逃げる人は誰かに追いかけられている」というパターンを適用する可能性もある。これは非常に知的に恵まれたアスペルガー障害者で行われるかもしれない。しかし，通常は「心」の内容を推し量ろうとするだろう。

　われわれは，他の人たちに役割や行動パターンが当てはまらない状況になると，自動的に切り替えて「心の理論」を適用し，その人の「心」の内容を類推するように思われる。

　自閉症児や自閉症者では，この後の段階の「心」の内容を類推するということに支障がある。彼らにおいては，「心」をもった他者，別の主観としての他者，他者の自我が制限されている。経験されないか，きわめて限られてしか経験されないと考えられる。

　ごくまれに，この世界についてわれわれにわかる言葉で述べ，この世界を垣間見せてくれる症例がある。

　バンポラード Bemporad,J.R. は，4歳のときにカナー Kanner,L. によって自閉症と診断された男性ジェリー Jerry が，31歳になったと

きのインタビューを報告した（Bemporad,J.R. : Adult Recollections of a Formaly Autistic Child. *Journal of Autism and Developmental Disorders*, 9, 179-197, 1979.）。彼は知的には恵まれていて大学を卒業していた。31 歳の当時でも，他者と共感することができないし，彼らが何をするだろうかということが予測できず，それが彼を混乱させ驚かせるといっている。子ども時代の記憶について述べた箇所がある。

　「ジェリーによれば，彼の子ども時代の経験は二つの主要な経験状態からなると要約できた。それは混乱と恐怖である。ジェリーの回想のすべてを走り抜ける再燃するテーマがあった。それは，マスターできない苦痛に満ちた刺激を示す怖い世界のなかで生きることであった。騒音は我慢できないほどうるさく，臭いは圧倒するものだった。不変なものは何もないように思われた。すべてのものは予測しがたく，未知のものだった。生命のある存在が特に問題だった。犬はぞっとするような恐れさせるものとして思い出された。子どものとき，犬たちがなぜか人間そっくりだと思った（なぜなら，犬たちは自分自身の自由意志で動くからである，など）。それにもかかわらず犬たちは本当は人間ではない，これは彼を惑わす謎だった。犬たちはとりわけ予測できなかった。彼らは挑発しないでも素速く動いたりした。今日でもジェリーは犬恐怖である。

　彼はまた他の子どもたちも怖がった。彼らがどうかこうかして彼を傷つけるかもしれないと恐れていた。彼はけっして彼らの行動を予測したり理解したりできなかった。小学校はぞっとさせる経験として思い出された。クラスルームはまったくの混乱であり，彼はいつも自分が『バラバラになる』と感じた」。

　ジェリーの回想が物語っているように，犬などの動物が何らかの「意図」をもって行動していることはなんとかわかる。類型的「意図」くらいはわかる。しかし，ジェリーはその「心」の内容が推測できないか，非常に難しい。それで彼は困惑した。このことは他の子どもたちにもいえた。他者の「心」の内容をジェリーは十分つかめないでいた。

3. 相互主観的普遍性

先にいろいろな普遍性をあげた。しかし、さらに「心」を踏まえた普遍性がある。

A.「心の理論」とはなにか

まず、パースペクティブ的普遍性のところで述べたことをくり返す。私はここにいながら、別の位置にいる他者の視点に仮想的に立つことができる。他者のパースペクティブに立つことができる。

人は自分自身のパースペクティブと他者のパースペクティブを区別し、パースペクティブを区別しながらも、そのとき注目されている対象が同一のものであることも知っている。対象の意味はさまざまなパースペクティブのなかで同一でなければならない。意味は多くのパースペクティブのなかで、普遍的なものでなければならない。これは、「同一化的普遍性」に該当する。

それだけでなく、ピアジェが「三つの山」問題で検討したこともある。そこでは、三つの山の光景を、今見ているパースペクティブとは異なったパースペクティブから見たら、どうであるか推測させた。経験していないパースペクティブで、どう見えるかたずねた。

すると、ピアジェの研究ではこの課題は、子どもがそれなりの発達をしていないと達成できなかったが、実験に耐える高機能自閉症児はできた。これを、「視点変換能力」、あるいは、ここで問題となっている普遍性を、「パースペクティブ的普遍性」といった。

同一化的普遍性、パースペクティブ的普遍性を前提にして、さらに次のようなことがある。私は、他者が他者のパースペクティブで、他者の世界をもっていることを知っている。そして、私は、その他者の世界が私のパースペクティブにおける私の世界とは異なっていることを知って

いる。同一の世界を見ていても，視点，パースペクティブの相違だけでなく，見方の違い，世界の理解の仕方に違いがあることも知っている。

他者の世界，他者の見方を知るというのは，どういうことなのか。これはとりもなおさず，「心の理論」とはなにか，ということにつながる。他者の世界というのは，単にパースペクティブが私とは違うというだけでなく，他者独自の歴史と未来への展望をもった世界である。

最も単純なモデルは，「サリー－アン課題」で見ることができる。

サリー人形が部屋に入ってきて，自分の宝物であるビー玉をバスケットのなかに入れ，部屋から出る。それを見ていたアン人形は，ビー玉を箱のなかに入れ換えて，部屋から出ていく。再びサリー人形が部屋に入ってくる。

サリー人形は，自分の歴史と未来への展望をもっている。少なくとも，健常の子どもはそのようにサリー人形を経験する。サリー人形は，ビー玉をバスケットのなかに入れたという歴史と，これから自分のビー玉を探すという未来への展望をもっている。サリー人形には，ビー玉を箱に入れ換えたという歴史はない。被験者の子どもは，サリー人形になったつもりで，未来を展望しながら，行動を想定する。

先では，子どもは「人形の身になって」，人形の考えを経験したにちがいないといった。子どもはサリー人形の考えを推測したのではなく，サリー人形の「I」になって，サリー人形の考えを経験した。

過去の経験が蓄積されているサリー人形の「me」を動員しながら，サリー人形の「I」になる。そして未来へ向かう。そしてサリー人形の行うだろう行動を，想定する。「心の理論」とは，他者を他者独自の過去の歴史と未来への展望を踏まえて，経験できる能力と考えられる。

地下鉄でのエピソードを述べた。ホームの向こう側で転倒している人は，知らない人である。知らない人だが，身なりや振る舞いから，酔っ払っているのではないかと，思う。自分が酔っ払ってうまく歩けなかった経験，酔っ払った友人を介抱した経験が，その人に自動的に当てはめられ

る。その人が酒を飲み過ぎたのだろうという過去の歴史，酔っ払ったため，うまく歩けず転倒しているという現在の状態，この駅で降りなければならないのだろうという未来への展望が，その人の世界として当てはめられる。そして，差し迫った不安，パニックを，その人のなかで経験する。

B. 相互主観的普遍性

同一の世界に相対して，私の見方が他者の見方とまるっきり同じであるように振る舞い，その相違に気づかなかったら，「子どもっぽい」と非難されるだろう。あるいは，他者の見方を尊重して，互いに相寄るということをせず，私の見方だけを強固に押しつづけたら，「自己中心的」だ，我が儘だといわれるだろう。

日本人ばかりの会議に参加したなら，会議のメンバーは，議題にたいして各人がはっきりと口に出して主張しなくとも，それなりの意見をもっていることを見抜き，各人の背負っている立場を理解することが求められる。それをしないで，「場違い」な発言をしたら，「空気が読めない」という不名誉な評価を受けるだろう。

ここでも，それぞれの違いがあることと，その違いを乗り越えて共通なものを理解しなければならない。ある種の「普遍性」を読みとる必要がある。

完全にではないが，よく知った人なら，その人の世界が私の世界と異なっており，その人の歴史と未来への展望をある程度，私は知っている。よく知らない人でも，未規定な部分は多いにしろ，それなりの先入観をもって対応する。このような多数の他者の世界を綜合したときに生まれる普遍性がある。もっとも基本的なものは「心の理論」ということになるが，先に述べたようにこれは推論によるものではない。ここからさらに進んで，他者の世界，主観性を考慮に入れたうえでの普遍性という意味で，これを「相互主観的普遍性」といっておく。

第10章
知覚などに社会的なものは
どのように入り込んでくるか

1. 私を含めた他者たちの作る社会的なものは，知覚などに入り込んでいる

　私たちは社会に生きている以上，子どもでさえ，社会的なものの影響を受けている。それはもっとも簡単な知覚にさえ，すでに社会的な影響が含まれている。空想でさえ，社会的な影響なしには不可能と考えられる。自閉症児・者も，このことは免れない。

　この影響の入り方は具体的には，どのようになっているのか。結論からいって，主に言語がその意味の中心となる「社会行為的普遍性」が重要な役割を演じる。後で詳しく述べる「相互主観的な社会的経験」も，さらに主に言語的に加味され蓄積され動員される。

　社会的なものは言語を中心とするフッサールのいう「記号表現的な（signitiv）」ものを介して，われわれの知覚などに混入してくる。もちろん，これまでにも簡単に述べ，後に詳述する「相互主観的経験」が乏しい自閉症児・者では，「相互主観的経験」の部分が乏しいと考えられる。

　フッサールは『論理学研究』の第2巻で，知覚などにおける「記号表現的内容」と，「直観（Anschauung）的内容」のあり方について分析している。さらに，後者の「直観的内容」を「感受的（perzeptiv）内容」と「想像的（imaginativ）内容」に分け，そのあり方を詳しく書い

ている。以下に解説してみる。

A. 対象をとらえる作用の内容

たとえば，われわれがナイフを「知覚（Wahrnehmung）」する。ある
いは，ナイフを「空想（Phantasie）」する。このようなとき，われわ
れはいずれにせよ，「内的イメージ（表象 Vorstellung）」を得る。以下
で内的イメージを，単にイメージと記すことにする。

このイメージには通常，像的な「直観（Anschauung）の内容」だけ
でなく，主に言語によって表現される「記号表現的な（signitiv）内容」
も含まれている。両内容による「記号表現的な内容」が，像的な「直観
的内容」と合致して，知覚なり空想なりが得られる。

目の前のナイフの知覚でも，通常，ナイフとしてとらえていて，像的
な「直観的内容」だけではなく，「ナイフ」という言語的な内容，「記号
表現的内容」が混入している。フッサールは両者の量的関係を示した。
この対象が規定される内容全体を「1」とする。「直観的内容」の量を
「I」，「記号表現的内容」の量を「s」としたとき，

$$I + s = 1$$

という関係が成立するという。

この関係を図示するなら，図 10-1 のようになるだろう。

極限として，$I=0$, $s=1$ という場合もある。「直観的内容」がなく
て，「記号表現的内容」しか含んでいないようなイメージである。

たとえば，われわれが活字ばかりの文庫本の小説を読んでいるときを
考えてみるとよい。実際には文字が記された頁を目の前で見ている。
だが，視覚的な文字の字面をほとんど意識していない。「記号表現的内
容」であるストーリーを意識している。読んでいて，頁が次の頁に移っ
ていたとする。そのとき，視覚的に頁の移り変わりも見ているはずだ
が，意識していない。その視覚的な「感性的内容（フッサールの用語で

第 10 章　知覚などに社会的なものはどのように入り込んでくるか　175

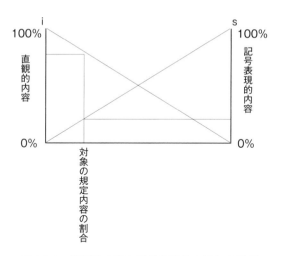

図 10-1　直観的内容と記号表現的内容との関係

いえば，感受的（perzeptiv）内容）」を「知覚された意味」から，ほぼ抹殺している。

また逆の極限に，I＝1，s＝0 という場合もある。完全に「直観的内容」からなり，「記号表現的内容」を含んでいないときである。

たとえば，抽象絵画を見たときがそれに相当するだろう。そこに見るのは何かのイメージであったとする。それを「雲」のように解して，「記号表現的」に内容をくみ取ろうとするかもしれない。しかし，それも確実ではなく，なんともいえない。そこにあるのは，「直観的内容」が主で，「記号表現的」な内容は，わからない。

フッサールは，「知覚（Wahrnchmung)」「空想（Phantasie）」「想像（Imagination）」を区別している。いろいろと書かれたものからごく簡単に整理してみる。「知覚」は見たり聞いたりした内容から，その意味を現実にあるものとしてくみ取った状態をいう。「空想」は内的に意識されたものや見たり聞いたりした内容を，現実のものとしてくみ取らず，非現実としてくみ取った状態をいう。「想像」は心的作用によって補われたものをいう。

たとえば，演劇などを見たばあいを考えてみる。そこで演じられ見た
ものは，現実ではないので，「知覚」ではない。「空想」の世界というこ
とになる。見られた内容は，もちろん内的に意識されただけのもので
はなく，見られたものである。この「知覚」か「空想」に至る前の見
られたり聞かれたりした内容を，「感受的（perzeptiv）内容」といって
いる。それが現実として位置づけられたなら，「知覚」ということにな
る。現実でないと位置づけられたなら，「空想」ということになる。

　これらのことを前提として次に，先程の式で「I」に相当する「直観
的内容」の成り立ちについて考えてみる。

　この部分についても，たとえば，ナイフの知覚で考えてみる。われわ
れはナイフのすみずみまできっちり見ているわけではない。あるいは，
家を見ても，家の細部までキッチリと見てはいない。実のところ，ある
部分，ある側面を見て，後は「想像（Imagination）」で補っている。

　フッサールは，さらに上記式の「I」部分である「直観的内容」全体
を「1」としたとき，感性的な部分，厳密には「感受的（perzeptiv）内
容」を「wr」で，「想像的（imaginativ）内容」を「br」で表したとき，

$$wr + br = 1$$

という関係が成立するという。

　この関係を図示すると，図10-2のようになるだろう。

　極限として，wr＝0，br＝1という場合を考える。「感受的内容」が
なく，「想像的内容」しか含んでいないような「直観的内容」である。

　たとえば，遠くでかすかな声が聞こえたとする。何かいっているよう
に思える。どうも私を呼んでいるようだ。こうしたばあい，呼び声とい
う「感受的内容」はほぼないに等しい。向こうの部屋だから，家族が呼
んでいるのだろうという状況から，「想像」でもって「想像的内容」が
補われる。そして「直観的内容」が満たされる。その補われた「直観的
内容」と「記号表現的内容」との合致によって，かなり曖昧だが，「私

第10章　知覚などに社会的なものはどのように入り込んでくるか　177

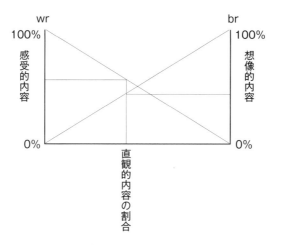

図10-2　感受的内容と想像的内容との関係

を呼んでいる」という「知覚」がなされる。

　次に逆の極限として，wr＝1，br＝0という場合を考える。明瞭に私の前でA氏が話しているのを聞く。「直観的内容」は聴覚的な「感受的内容」がほぼすべてで，「想像的内容」で補う必要がない。その十分な「感受的内容」による「直観的内容」と「記号表現的内容」との合致によって，話の「知覚」がなされる。

　知覚や空想だけでなく，想起（Erinnerung），判断（Urteil），意志（Wille），欲求（Begehren），願望（Wunsch），予期（Erwartung），あるいは懐疑（Zweifel），さらには感情（Gefühl）も含めて，すべての心的作用がこのような（内的）イメージにもとづいて可能であり，そこでは上記の二つの式が当てはまると，フッサールはいう。

B. 記号表現作用（Signifikation）について

　先にも述べたが，考えなければならないことがある。「感受的内容」にしろ，「想像的内容」にしろ，これらを合わせた「直観的内容」は，その心的作用を行っている人に由来する。ところが，「記号表現的内

容」は，その心的作用を行っている人に由来するともいえるが，間接的に他の人びとにも由来する。

　地図の記号などのばあいもあるが，主に言語による「記号表現作用」はその個人が勝手気ままにできるものではない。ある文化圏に属する人びとと共通のものでなければならない。他の人びととほぼ同じものでなければならない。

　この共通性は，主にミードのところで述べた「社会行為的普遍性」に該当する。そうしたとき，いろいろな人びととの社会行為のなかで獲得され，共通のものとなる社会行為的普遍性が，あらゆる知覚や空想だけではなく，あらゆる心的作用の根底に，記号表現的内容として，横たわっていることになる。

　それだけでなく，詳しく後述する「相互主観的な社会的経験」もこの「記号表現的内容」に加わる。このように，「記号表現的内容」として，われわれはほぼあらゆる心的作用において，その文化圏の影響を受けている。

第11章

次のステップへのヒントとなる実験

1. エピソード的自己

　クラインら（Klein,S.B., Chan,R.L., Loftus,J.）は，『エピソード的自己－知識と意味論的自己－知識の独立性：自閉症の症例（Independence of Episodic and Semantic Self-Knowledge: The Case from Autism）』（*Social Cognition*, 17, 413-436, 1999）という論文で興味深いことを示した。

　ある人の特徴についての知識と，その人の特徴を含む特別なエピソードについての個人的回想は，二つの記憶の操作を反映しているといわれている。それは，意味論的個人的記憶と，エピソード的個人的記憶である。この研究では，高機能自閉症のR.J.の意味論的自己－知識とエピソード的自己－知識が調べられた。

A. 被験者

　R.J.は21歳の白人男性で，生後8ヶ月のときから自閉症的症状を示した。言語発達に遅れが生じた。多くのこだわり，儀式的行動，社会的相互作用の理解に問題があり，適切な仲間関係がなく，自発的な遊びもなく，視線を合わせることに困難があり，自傷行為もあった。精神医学的診断では自閉症の診断であったが，診断基準的には，DSM-Ⅳで「広汎性発達障害の特定不能のもの」ということになった。

　しかし，R.J.は学習面で，特に読み書きと数学によい成績を示した。

WISC-Rでは，言語性IQが67，動作性IQが64，全IQが63という結果だった。

コントロール群として，小学校から3人の医学的，心理学的に健康な男子が選ばれ，平均年齢は11歳6ヶ月，精神年齢はほとんどR.J.に合わせられ，12歳1ヶ月だった。

B. 実験1　即時記憶

実験者は被験者に，数字の並んだリストを2秒間隔で読んで聞かせる。2桁の数字から始める。被験者は聞いた順序でくり返していう。

正解なら，もう1桁増やしたリストを読んで聞かせる。被験者がリストを正しくくり返していえなくなるまで続ける。

桁の並んだ数字については，自閉症者にたいするこれまでの実験と同様に，R.J.は5.00で，コントロール群は5.33でほとんど差はなかった。

C. 実験2　意味論的記憶

被験者は三つの意味論的カテゴリーから，できるだけ多くの項目をいわなければならない。その三つのカテゴリーは，動物，果物，女の子の名前である。

被験者はことばで答えるようにいわれ，1つのカテゴリーにたいして1分が与えられる。

このような意味論的記憶に関して，自閉症者にたいするこれまでの実験では，正常か正常に近い成績を示すといわれている。R.J.は9.33/minで，対照群は11.78/minであった。コントロール群の少し下という成績であった。

D. 実験3　エピソード記憶・自由想起

16の無関係な名詞からなる三つのリストが用いられた。実験者は被験者にそれぞれのリストを，2秒に1名詞の速度で読んで聞かせた。

リストの最後の名詞が聞かされるとすぐに，被験者は順序に関係なく，できるだけ多く，そのリストにあった名詞を想起し口頭で答えるようにいわれる。1分が与えられる。

この実験での成績は，R.J. が平均 4.00 で，コントロール群が平均 7.56 であった。自閉症者にたいするこれまでの実験ではあまり劣らないという結果が出ているが，それと比較して，R.J. は明らかに劣った成績を示した。コントロール群の標準偏差が 0.51 なので，7 標準偏差も下だったことになる。

E. 実験 4　エピソード記憶・個人的に経験した出来事を手がかりをもとに想起する

特徴を示す手がかりとなる形容詞が用いられる。それぞれの手がかりに対して，被験者は示された特徴を例示する行動があった個人的なエピソードを想起していわなければならない。たとえば，手がかりとして「（時間に）几帳面な punctual」という語が被験者に与えられる。すると，たとえば「昨日の朝，教室に時間どおりに着いた」ということを想起していわなければならない。

実験者は，「私は個人的なエピソードの記憶を研究するのに興味があります」と被験者に説明する。ことばをいうので，いつでもいいから，そのことばに関係した過去の個人的な出来事を想い出してほしい。そして，その記憶をことばで短くいってほしい。そのように指示される。

特徴を示す手がかりとなる形容詞は全部で 26 語ある。ランダムに 10 語選ばれ，そのなかから被験者は 1 回に 1 語ずつ手がかりを与えられる。

時間と場所について特定的でない記憶をいったとする。そのときには，実験者は被験者をさらに導くように促しを与える。たとえば，「恥ずかしがり shy」という語を与える。被験者が「周りが私のよく知らない人たちだと，恥ずかしがりになる」と答えたとする。すると，実験者

182

は「周りがあなたのよく知らない人たちで恥ずかしがりになったのはいつだったか，想い出せますか」とさらにたずねる。

　被験者が 60 秒以内に記憶を想い出せないとき，実験者はその手がかりに関する実験を終わりとし，次の手がかりを与える。

　自閉症者にたいするこれまでの実験では，コントロール群より劣っていることがわかっている。10 語の手がかりに対して，コントロール群は 10.0 で問題ないが，やはり R.J. は明らかに低く，2.0 であった。

F. 実験 5　パーソナリティ・テスト

1) 第 1 セッション

　実験 4 で用いた 26 語の特徴を示すことばが，ここでも用いられる。これらの形容詞は，親しみやすさ，イメージ，行動的特性の次元にあり，社会的な好ましさに分布している。

　アンケート用紙はそれぞれの特徴を示す形容詞の横に，三つの選択，「全然そうでない not at all」「いくぶんそうだ somewhat」「確かにそうだ definitely」が示されてある。被験者は自分自身を見て，それぞれの特徴がどの程度に自分にあるか，適切なものを丸で囲むようにいわれる。

　同じアンケート用紙が母親にも配られる。そして，母親はそれぞれの特徴に対して自分の息子がどのくらいであるか，記すようにいわれる。

2) 第 2 セッション

　第 2 セッションでは，同じ 26 の特徴を示す形容詞を用いるが，順序をランダムに入れ替え，異なったように並べたアンケートが用いられる。

　R.J. と 3 人の対照群は，4 週間後に，そのアンケートに答えるようにいわれる。

1回目と2回目のセッションでR.J.の返答は一定だった。そして，R.J.と彼の母親が彼について返答したのとには，有意に相関があった（r=.56, P<.05）。コントロール群とその母親のペアでもほぼ同じ結果がえられた（r=.50, p<.05）。

この結果から，R.J.が自分自身についてもっている印象は，的確であり信頼できることがわかる。

母親から普段いわれていることを反映しているだけという可能性もある。それをさらに確かめるために，R.J.の学校の教師にもアンケートを行った（r=.49）。教師がR.J.について思っていることと（r=.49），母親が思っていることと（r=.56）には大きな隔たりはなかった。

G. ここで考えられること

実験5では，R.J.は自分に関する形容詞を3段階で示した。それは，母親や学校の教師とも一致していた。このような記憶については，問題がない。「君は……だね」と文章表現される記憶とか，通知票などで文章で記載されるような評価に相当するだろう。

しかし，実験4は，ある形容詞を手がかりに，エピソードを述べなければならない。たとえば，「（時間に）几帳面な punctual」という形容詞を手がかりに，「昨日の朝，教室に時間どおりに着いた」という自分に関するエピソードを引き出し，それをいわなければならない。R.J.は他の自閉症者と同様にひどい結果だった。

実験4, 5のどちらも自分の過去の記憶を調べている。実験5は文章で表現される記憶に当たる。R.J.はこちらには問題がない。

ところが，実験4では，他の自閉症者と同様，「几帳面な punctual」という形容詞に相当する自分のエピソードを引き出すのに困難がある。

エピソードというのは，ある一定の時間的順序で展開する出来事の連なりだろう。そして，その出来事の連なり全体を，それに相当する形容詞で表現する。その形容詞から逆に，出来事の連なりであるエピソード

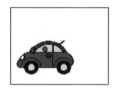 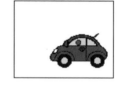 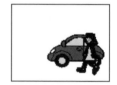

図 11-1　絵画配列テストの例

を引き出すことになる。

　この課題に困難があるとすれば，記憶を引き出す順序に従って，少なくとも三つの可能性が考えられる。

1. そもそも出来事の連なりを，エピソードとして順序だてて把握することに困難がある。
2. 出来事の連なり全体を，形容詞で表現することに困難がある。
3. ある形容詞から，その形容詞に相当する出来事の連なりを引き出すことに困難がある。

　自閉症者が WISC-Ⅲ の『絵画配列テスト』（図 11-1）を苦手とすることを考えると，「1. 出来事の連なりを，エピソードとして順序だてて把握することに困難がある」は確実と思われる。

　「2. 出来事の連なり全体を，形容詞で表現することに困難がある」というのは，「中心性統合（central coherence，一貫したテーマにまとめること）の弱さ」とも関連してくる。自閉症者が部分を見るのは得意だが，全体をまとめて見るのが苦手ということに相通ずる。そして，この困難があるときには，もちろん，「3. ある形容詞から逆に，出来事の連なりを引き出すことに困難がある」も生じるだろう。

　こうしてみると，自閉症者では三つすべてにおいて，困難があるのかもしれない。

2. 自閉症における自己と他者の処理

カナー以来，自閉症において「I」と「you」の混交など，自他の混交が指摘されている。「I」と「you」の扱い方が，自閉症において，われわれとは異なると考えられる。

そのことと関連して，山本（幸子）・神尾らは自閉症のエピソード記憶について興味深い実験をした（山本幸子・齊藤崇子・神尾陽子：自閉症における自己と他者の処理−自己および他者の動作がエピソード記憶にあたえる影響についての検討−．*児童青年精神医学とその近接領域*，45，1-17，2004）。自閉症圏において自己意識の発達の仕方が健常とは違うことが示されている。

A. 被験者

実験1の被験者は，健常の男児13名と女児14名だった。

実験2の被験者は，16名の（DSM-Ⅳでいう）広汎性発達障害（Pervasive Developmental Disorders, PDD）の子ども（自閉症7名，アスペルガー障害5名，特定不能の広汎性発達障害4名）と，精神年齢がマッチングされた14名の健常児，10名の知的障害児だった。

B. 実験1

「コインのあなにひもをとおす」「わゴムをならべる」などの動作を表す文を48文，作成し，16文ずつの3リストに分ける。

自己実演条件では，たとえば，「うちわであおぐ」という文をコンピュータで見せ，道具である「うちわ」を渡して，「画面に書いてある通りの動作をして下さい」と教示する。

16の動作を表す文がすべて終わった後に，解答用紙とペンを渡す。そして，「いま動作を行った文をできるだけ思い出して，紙に書き出し

て下さい。どんな順番でもかまいません」という。

他者実験条件では，画面で文が2秒提示された後，文の動作を示す13秒のビデオが提示される。道具は渡さない。そして文を書かせる。

言語条件では，画面に一つずつ提示される動作に関する文をよく見て，後で思いだして書かせる。

その結果，健常男児で，自己実演と言語のあいだに有意な差が見られた。

健常女児では，自己実演と言語のあいだに，自己実演と他者実演のあいだに有意な差が見られた。

両群を合わせると，自己実演効果，他者実演効果，自己実演と他者実演の成績の差が観察された。

C. 実験2

広汎性発達障害の子どもと，精神年齢がマッチングされた健常児，知的障害児に対して，実験1と同じことをさせた。

三つの群を合わせて考えると，自己実演効果，他者実演効果，自己実演と他者実演の成績の差が見られた。

広汎性発達障害群では，自己実演と言語，他者実演と言語に有意な差があった。

健常群では，自己実演と言語のみに有意な差があった。

知的障害群では，自己実演と言語，他者実演と言語，自己実演と他者実演に有意な差があった。

自己実演における各群の違いについては，広汎性発達障害群と健常群のあいだに差が見られ，広汎性発達障害群では健常に比べて自己実演の成績が低い傾向がある。

他者実演については，知的障害群が健常群より成績が低い傾向が見られた。

ここでもっとも興味深いことがある。広汎性発達障害群でも他の群と

同じように自己実演効果は見られたが，他の群では自己実演効果は他者実演効果より大きいのに，広汎性発達障害群では両効果に差が見られなかった。他者実演に対する自己実演の相対的優位性が欠如していた。

　つまり，広汎性発達障害群に見られた自己実演効果は，他の群とは異なって，他者実演に対する優位性がなく，自己実演と他者実演においてその効果は同等だった。いいかえると，自己の動作についての記憶が他の群では優位にあるのに，広汎性発達障害群ではその優位性がないことになるだろう。

D. ここで考えられること

　通常，人は自分が行った動作のエピソード記憶のほうが，他者が行う動作を見たエピソード記憶より，印象が濃いと思われる。しかし，広汎性発達障害群では両者は同等だった。

　広汎性発達障害群は，他者の動作のエピソード記憶と，自分の行った動作のエピソード記憶を同等に扱っている。通常は自分の動作の記憶のほうが印象深いはずなのに，自閉症圏の広汎性発達障害群の子どもたちは，自分の動作に対する記憶の優位性がない。自分自身が行おうと，他者が行おうと，その動作が同じであれば，強弱がない。

　この実験結果が何にもとづいているのかはここでは何もいえないが，やはり，これは自他の区別が自閉症圏の子どもたちでは，明瞭でないことを反映していると考えられる。

第12章

共感的模倣

1. 『幼児 – 初めての感情移入』

　相互主観性の初期発生について述べたものに，フッサール Husserl,E. の草稿『幼児 – 初めての感情移入』(*Zur Phänomenologie der Intersubjektivität, Dritter Teil.* Martinus Nijhoff, Den Haag, 1973 [浜渦辰二・山口一郎 監訳：*間主観性の現象学 その方法.* 筑摩書房，東京，2012]) がある。そこにはこう書いてある。

　「……幼児は母親によって話される音声を名づけられたものへと誘導する指示や記号として理解することを学ぶ。

　おそらく以下のことが留意されるべきである。すなわち幼児は不随意的な運動感覚（キネステーゼ）を用いて不随意的な音声を発話し，それを反復し，同じものを随意的に産出するということであり，（そもそも一般性において用いられる）自分の音声を反復しようとすること，そしてそれを随意的に産出することのすべてを学ぶということである。彼の音声に属するのは能力可能的な運動感覚である。他方で母親は彼女なりに似たような音声を，さしあたりは幼児の音声をまねて発話する。幼児はそれを聞き，それをもつのだが，そこには帰属する連合的に覚起される運動感覚が，そこにともにあることなしにそうあるのであり，その代わりに，そこからその産出が始まるようなゼロの運動感覚がそこにあ

る。幼児はみずからそれを反復し，母親も同様に反復する」。

「私」というのは，身体の零点位置に位置づけられる。これは，「私が手を動かす」とか「私が歩く」とかというもろもろの運動感覚（キネステーゼ）の原点と考えられる。運動感覚の原点をフッサールは「零点運動感覚（零点キネステーゼ）」といい，つぎのようなプロセスで獲得されるという。

乳児は運動することができ，知覚することができる。子どもが意図せずに声をたてる。それには声を出すという運動感覚がともなっている。声を出すことをくり返す。子どもは意図的に声を出せるようになる。確固とした発声の運動感覚が確立する。

母親が子どもに似た声を出すとする。母親が子どもの声を模倣する。子どもはそれを聞く。子どもが母親の声を知覚すると，連合的にさっきの自分の声を思い出すだろう。しかし，自分自身が発声するという能動的な運動感覚がともなっていないのを知る。自分の声と母親の声が同じなのに，自分が行っているという能動的な意識がないのが，子どもにわかる。子どもに能動的意識の欠如が経験される。するとここで，子どもの側に，能動的意識の欠如として，零点運動感覚が獲得されるという。

2.「ここ」と「そこ」

この草稿によれば，母親による子どもの声の「模倣」が，「自」の位置づけられる「零点運動感覚」を獲得する際に，大きな役割を果たす。母親による「模倣」によって，原点的な「自」である「ここ」が形成される。すると並行して，母親の位置に「そこ」すなわち「他」が形成されるだろう。母親の位置である「そこ」が，「自」と区別される「他」となると考えられる。そして母親による子どもの声の「模倣」によっ

第12章　共感的模倣　191

て，「零点運動感覚」と「自」「他」の区別が獲得されると考えられる。

3. 『初めての感情移入』

　この草稿の副題が『初めての感情移入』となっているように，ここ
での記述は生後すぐから行われるであろう「感情移入」を示している。
　『デカルト的省察』(Husserl,E.:*Cartesianische Meditationen. Eine Einleitung
in die Phänomenologie.* Herausgegeben, eingeleitet und mit Registern
versehen von Stöker, E., Felix Meiner, 1977. [浜渦辰二 訳：*デカルト的省
察.* 岩波書店，東京，2001]）では，「他者の構成」，感情移入，相互主観
性の基礎として，同じか似た内容を介して，「ここ」と「そこ」が区別
されながらも「対になること，対化 Paarung」が重要とされている。
　「対になること」では，「ここ」と「そこ」，つまり，「自」と「他」
が区別され，しかも，その互いの対は「同じ」か「似た」内容をもつ。
母親が先ほどの子どもの発声を模倣する。それを聞いた子どもは，母
親が母親の位置で，子ども自身が先ほどもった「考え」ないし「感情」
に似たものを，いまもっていると思う。すなわち，子どもの先ほどの
「考え」ないし「感情」に似たものを，母親に「自己を移入」する。
「感情移入」する。
　ここでは「同じ」「似た」という意識がポイントとなると考えられ
る。「似て」いればいるほど，「対になること」は促進される。
　そして，「そこ」が区別されるとともに，「そこ」の位置に，自分が
発言したときと同じ考えや感情を帰属させる。「自」「他」の区別が促
進され，「そこ」に自分と同じような考えや感情があるのを知る。

4. 自閉症における問題

　先に症例をあげて，自閉症では感覚過敏が言語習得の妨げになっているると述べた。言語習得のためには，乳幼児の高い声で「わんわん」というのと，父親の低い声で「わんわん」というのとが，同一に取り扱えなければならない。自閉症児では感度が高いために，このような音声を同一に思えないのだろう。この同一化の困難さが言語習得の邪魔になっているという考えを述べた。

　共感的模倣では，できるだけ子どもの音声に近い音声とイントネーションで模倣することにしている。ことばにおける同一化を妨げることが少ないようにし，同一のことばを共有するようにして，言語獲得を促進させるようにしている。

　ここでの共感的模倣は，さらに，「自」「他」の区別を促進する。それに加えて，「そこ」に自分と同じような考えや感情があるのを知るようにさせる。

　もし，乳児の発声を母親が模倣し，その母親の模倣を乳児が「同一」か「似ている」と思わなければ，「自」「他」の区別が獲得されない。自閉症児の母親が乳児に対する模倣をあまりしないという可能性はないだろう。これまでの膨大な研究はそのような環境による影響で，障害が起こることをほぼ否定している。それよりも脳の情報処理過程で起きてしまう感覚過敏のために，「同じ」とか「似ている」というとらえ方ができにくいのであろう。

　感覚過敏があれば，普通の乳児が「同じ」か「似ている」と思えることも，そうでなくなる可能性が増す。すると，言語習得の難しさに加え，「自」「他」の区別の獲得も妨げられる。さらには，「対になること，対化」もされにくくなり，相手の考えや感情を共有するということができにくくなる。

それに付け加えなければならないことがある。他者の行動や自分の行動は，一連のエピソードのつながりから成り立っている。その意味をとらえるには，時々刻々とエピソードの外見が変化しながらも，それを「同一の内容の変化」としてとらえなければならない。

もし，外見の違いにこだわり，違ったものとしてとらえるなら，「同一の内容の変化」という意味が消えうせてしまう。それらのエピソードを貫く同一なものをとらえ，それの変化として把握しなければならない。

感覚過敏は，そのような把握を妨げる。これは全体の意味をとらえることが自閉症では障害されているというフリスの「中心性統合」の弱さといったものに該当する。

自閉症における感覚過敏によって，他者の「心」をとらえるのに支障が起きるということを明確にすれば，ほぼすべての自閉症の症状が感覚過敏によって説明される。

5. 共感的模倣

「共感的模倣」では，即座に声の抑揚まで含めて，治療者は自閉症児の発言にできるだけ「似た」発言をする。すなわち，自閉症児が自分の発言した運動感覚を新鮮に記憶しているあいだに，治療者が「同じ」発言を行う。すると，自閉症児の意識内で，さっきの運動感覚と今聞いている発言とのあいだに連合が行われるだろうと，期待される。

期待通りであるならば，自閉症児は自分が発言したときの考えや感情をありありと蘇らせると同時に，自閉症児にとっての「ここ」である「自」を位置づける「零点運動感覚」が獲得される。この「共感的模倣」を通じて，自閉症児にとっての「自」である「ここ」と，治療者という「他」の位置である「そこ」の区別が促される。そして，「そこ」が区別されるとともに，「そこ」の位置に，自分が発言したときと同じ

考えや感情を帰属させる。「自」「他」の区別が促進され，「そこ」に自分と同じような考えや感情があるのを知る。

私の位置である「ここ」は，ある瞬間は点だが，時間の経過で見ると，「ここ」の連続的つながりである「軸」になっている。そして他者の位置である「そこ」も，ある瞬間は点だが，時間の経過で見ると，やはり「軸」になる。

自閉症では，WISC-Ⅲの「絵画配列テスト」が苦手とされている。「絵画配列テスト」では，一枚一枚の絵が一つのエピソードとなっている。このようなエピソードを順序だててつなげることが，自閉症では困難となっていると考えられる。カードを見て，「そこ」に位置する他者の「軸」でもって，いわばエピソードを串刺しして，まとめ上げることが苦手なのだと思われる。

先ほどのクラインらの実験でR.J.は，自分の過去のエピソードを述べるのが，劣っていた。これはおそらく，R.J.自身の過去の一連のエピソードがまとまっておらず，あたえられた形容詞に該当するものを引っ張ってこられないのだろう。エピソードを貫いてまとめる自我の軸が弱いのだとも考えられる。

また，山本・神尾らの実験で，自閉症圏の子どもたちには，自分自身の行ったエピソードと，他者が行ったエピソードの重みづけが同等だった。これも，本来，中心に位置する私の自我の軸と，「そこ」に位置する他者の自我の軸に，しっかりとした区別がなされていないからとも考えられる。

「共感的模倣」は，自分の自我の軸のみならず，他者の自我の軸を強化する治療だともいえる。

6. 私の経験の中心点，他者の経験の中心点の強化を図る

共感的模倣はフッサールのいった意味で，零点運動感覚（零点キネス

テーゼ）を強化することと考えられる。それには，模倣，とくに声の模倣が役目をはたすことができる。

　フッサールに示唆を得て，自閉症児に治療者の側から「模倣」を行えば，零点運動感覚，すなわち「私」，ひいては「他者」の確立につながり，人間関係になんらかの改善がもたらされる可能性があると考えた。

　そして，次の章でとりあげる１年間の遊戯療法で相互的言語コミュニケーションが可能となった自閉症児の症例を経験した。そこで用いた模倣を，とくに「共感的模倣」と名づけた（岩田麻美子・野宮新・岩切昌宏・山本晃：遊戯療法により相互的言語コミュニケーションを獲得した自閉症児－共感的模倣の試み－. *児童青年精神医学とその近接領域, 41, 71-85, 2000*）。

7. 共感的模倣と同様の過去の試み

　フッサールの示唆から，「共感的模倣」ということを試みたが，症例を論文化していく過程とその後の研究で，過去に同様の試みが行われ，自閉症児にたいして効果があったという報告が散発的になされていることを知った。

　若林（若林慎一郎：書字によるコミュニケーションが可能となった幼児自閉症の１例. *精神神経学雑誌, 75, 339-357, 1973*）は「書字によるコミュニケーションが可能となった幼児自閉症の１例」を報告している。これは母が手を添えて自閉症児に字を書かせるということを行ったため，書字のみの相互的なコミュニケーションが可能となった症例の報告である。書字に限定した，母親の手による運動的な模倣といえる。かなり完璧に近い相互的コミュニケーションが可能となった理由について，若林はとくに述べていない。

　東山（東山紘久：自閉症児の集団 Communication 療法. *児童精神医学とその近接領域, 16, 224-236, 1975*）は治療者側からの模倣を「同調模倣」といっ

て，それが効果をもたらしたことを報告した。しかし，その効果の理由については，自閉症児と治療者が「世界を共有する」としか述べていない。

伊藤（伊藤良子：自閉症児の＜見ること＞の意味　身体イメージの獲得による象徴形成に向けて．*心理臨床学研究*，1, 44-56, 1984）は治療者側からの模倣を「鏡像遊び」といい，その効果について述べた。その理由を，おもにラカン Lacan,J. の鏡像段階論とビオン Bion,W.R. のコンテイナー container の概念で説明した。

李（李 敏子：自閉症治療における治療者の＜エコー＞と＜鏡映＞．*心理臨床学研究*，8, 26-37, 1990）は治療者による模倣を，声によるものと動作によるものに分け，それぞれ「エコー」と「鏡像」と名づけ，その効果について報告した。その理由を，ラカンの鏡像段階論を用い，それがマーラーの自閉の殻から出すということをいった。

レンプ Lempp,R.（*Vom Verlust der Fähigkeit, sich selbst zu betrachten. Eine entwicklungspsychologische Erklärung der Schizophrenie und des Autismus.* Verlag Hans Huber, Bern Göttingen Toronto, 1992.［高梨愛子・山本晃 訳：*自分自身をみる能力の喪失について－統合失調症と自閉症の発達心理学による説明－*．星和書店，東京，2005]）もカウフマン Kaufman によって効果をあげたとされる症例について紹介し，母親による模倣について述べている。

これらの研究も含めてふりかえると，セラピストが自閉症児の声や行動を模倣することは，コミュニケーションの改善にたいして効果がありそうと思われる。その理由がもっとも問題となる。というのは，自閉症という障害の本質とかかわってくるからである。そして人間における他者の発生という問題，すなわち他者論という困難をきわめる問題ともかかわっている。

第13章

自閉症の症例 A

　この症例は約１年間，合計 35 回にわたる「共感的模倣」による遊戯療法で，それまでになかった相互的言語コミュニケーションが可能となった。

　本研究は岩田麻美子，野宮新，岩切昌宏，山本晃による共同研究で，『児童青年精神医学とその近接領域』に「遊戯療法により相互的言語コミュニケーションを獲得した自閉症児 – 共感的模倣の試み – 」(41, 71-85, 2000) と題して発表した。

　この症例は１歳すぎに「ママ」などの言葉が見られたが，３歳くらいで言語発達障害が明瞭となった。保育園でもひとり遊びしかしなかった。企業のロゴマークに異常な関心を示し，100 種くらい区別していえた。自分勝手なときには返事をするが，会話というには程遠く，反響言語が目立った。本児に対して遊戯療法を行い，特に共感的な模倣でラポートの形成，強化を図ったところ，一種の退行状態が訪れ，家庭ないし学校でも，著しい変化が見られた。反響言語の減少，多動の改善，相手の立場を考えて行動する，兄弟や友人と遊ぶ，級友を笑わせるようなことを意図的にするなどである。このような行動は，相手の意図を察せることを示している。つまり「心の理論」を獲得したということだろう。

1. 症例 A

【症例】A，初診時 7 歳（小学校 1 年生），男児。

【主訴】遊戯療法を希望して来所した。

【家族構成】開始時には父親（36 歳），母親（34 歳），弟（2 歳）の 4 人で暮らしていた。

父親，母親とも会社員で，弟は発達上特に問題なく，この時点で，本人よりずっとよくしゃべった。

【生育歴，既往歴および現病歴】

妊娠中，特に異常はなく，満期安産，普通分娩で，出生児体重は 3,000g だった。首の座りは 2 ヶ月で，人見知りも他の子と同じような時期に出現した。11 ヶ月で初めて歩いた。

1 歳になる前に，カレンダーに異常に興味を示した。1 歳すぎのとき，「ママ」といった。また，企業のマーク，ロゴに非常な関心を示し，道を歩いていて家電製品など，企業のマークやロゴの入ったものを見つけたりすると，「ウンウン」と指さした。他の子が興味をもつものには一切関心を示さず，一緒にも遊ばなかった。母親の記憶によれば，1 歳 9 ヶ月のとき，「ワンワン来た」などといった。

1 歳 9 ヶ月で保育園に入所し，多動なことを親は感じた。他の子と遊ばず，呼んでも振り向かず，保育園で耳が悪いかと聞かれたことがある。が，自分の関心のあることには，すぐに反応した。

言語的コミュニケーションとしては，寝る前に母親に「迷子の子猫ちゃん，歌って」とせがむのが，もっとも高度なもので，3 歳ごろよりだんだんと発語が減り，反響言語が増えた。

3 歳半のとき，児童相談所を受診し，「自閉症的傾向がある」といわれ，某大学病院で脳波や CT-SCAN で調べてもらったが，異常はなかった。児童相談所で小学校入学まで，子ども 4・5 人のグループで遊戯療

法を受けていた。知能テストは施行できなかった。

　小学校では，普通学級と養護学級とを往復し，初診時，普通学級にいることのほうが多かった。授業はあまり理解できていないようである。点線をなぞるような形で，字の練習をしたり，1桁の足し算をしたりしている。多動傾向は改善したが，依然としてあり，他の子をつねったり噛んだりすることがあった。家庭内では，母親にべったりとくっついていることが多く，風呂に入るとか，ご飯を食べるとかを母親が指示すると理解はした。食べ物など，自分の欲しいものは自発的にいった。欲しいものをいう以外では，母親の質問に対する返事も気が向くと単語程度で答えた。この程度の言語を介するコミュニケーションも，母親，そして父親と学級担任はもてるが，それ以外の人とは難しかった。同一性に固執する傾向もあり，物が決めたようにないと怒った。携帯用ゲーム，ゲームボーイの「スーパーマリオ」が好きで，かなり上手らしい。他のゲームソフトには一切関心がない。

　特記すべき疾患には罹っていなかった。

【インテーク時診断】

DSM-Ⅳ：Axis Ⅱ 299.00 自閉性障害（精神遅滞の程度は不明）

2. 治療経過

【治療経過】（直接遊戯治療にあたったのは岩田麻美子）

A. 初回

　初回，Aは玩具の食物の入ったかごをもってきて，「コレナニ？」と聞き，治療者が「パイナップル」と答えたら，Aは復唱した。「リンゴ」といって探すので，治療者がリンゴを渡す。Aはメロンを取って「コレナニ？」と聞き，「メロンでしょう」と答えると，ポイと捨て，

別のイチゴを取った。

　Aは棚のほうへ行き，15cm くらいの人形を取って，「コレ，コワシテイイカ？」と聞く。治療者は壊したいのなら仕方ないと思い「いいよ」と答えた。すると無造作に床に落とした。後ろにあった5色のブロックを取り，横に並べて「コワシテイイカ？」と聞くので，「いいよ」と答えると，Aはブロックをバラバラにして，再び並べるということを3・4度くり返した。

　洗面台に行って，蛇口を勢いよくひねり，スポンジに水を含ませ，石鹸をこすって泡立てる。スポンジを両手で引っ張って「コワシテイイカ？」と聞く。治療者がためらっていると何度も聞いた。「いいよ。A君が壊したいのなら」と返事すると，指でスポンジに跡を付け，絵具の水入れを取って，泡をつけて泡を洗い流す。他の水入れにも同じことをした。

B. 第2・3回

　第2・3回でも，独特な言語的やりとりが続いた。粘土遊びでは，Aが3・4本のひも状にした粘土を「コワシテイイカ？」と治療者に渡す。手でこねていると，待っている様子なので「何作ろうかなあ」といいながら，乗用車を作って「A君，車！」といって渡した。すると丸めて，治療者に差し出す。「次は何作ろうかなあ？」というと，Aは「クルマ」といった。今度は別のジープ型の車を作って渡す。この間じっと見て待っている。また丸めて，「コワシテイイカ？」といって，治療者に渡す。クマの顔を作って渡した。「これ何に見える？」と聞くと，「クマ」といってから，ひも状に長く丸めた。

　母親からは，学校では時によっては名前を聞かれたりして答えることもあるが，反響言語が多いという情報が得られた。最近夜に抱っこしてあげると喜び，以前のロゴマークへの興味が復活した。

　治療者側のディスカッションから，Aの言語的意味がわれわれの使

う意味とは異なること，特に「コワシテイイカ？」は，これで遊んでいいかという意味らしいこと，また「コレナニ？」も尋ねているのではなく，それを知っていていえるという主張らしいことなどがわかった。治療は，これまでの受容的接近に加えて，このA特有の言語体系を訂正しないで尊重し理解するようつとめること，また彼の行動，特に発言に対して共感しているということを主として模倣で伝達することなどを確認した。

C. 第4回

第4回では，Aは洗面台でポスターカラーの瓶で青い水を作り，「アオイナア！」というので，治療者も「青いなあ。本当ねえ」と返事すると，Aは治療者のほうを見て顔をほころばせ，得意気な表情をする。色水遊びが終わって，Aは自分から洗った。ほぼ洗い終えると「オワリ」といってニコニコーッとして，治療者の目を見つめ，自分の顔を治療者の顔に近づけた。治療者の頬に口を付け，軽く感触を楽しむかのように噛んでくる。治療者は愛情を感じたので「ありがとう」といって，頬をAの頬にすり寄せた。

D. 第6～9回

第6～9回では，Aは食パンマン（アニメのキャラクター）の玩具を手に取り，顔を半分に割ると中からバターが出た。「コレナニ？」と聞くので，治療者は「これ何？」と模倣すると，「バター」とAは答えた。Aはアンパンマン（アニメのキャラクター）の玩具を取り出して半分に割ってなかを見て，「アンコ，ハイッテルナ」という。「あんこ入っているね」と治療者がいうと，まん丸に目を開けて，ニコーッと笑いかけてくる。そして治療者の片頬をつねり，顔を近づけてきて治療者の鼻に唇に付けた。

E. 第11～13回

第11～13回では，治療者を叩いてくるので，「うっ」と叩かれたところを押さえて，畳の上に倒れ込んだ。しばらくして起きあがると，また叩いてくるので倒れる。何度もくり返した。倒れなかったりすると，「タオレテイーカ？」といって治療者の身体に手を当てて倒そうとする。強く叩くと「それは痛いよ」というと，Ａは「オコッテルノカ？」と聞く。「怒っているよ。痛いし」といって顔を伏せると，「ナイテイルノ？」と聞いてくる。じっとしていると，Ａは違うところを見つめて，しょげたように細く細く目をつぶっている。治療者は笑って「怒ってないよ」という。その後も治療者を突いて倒すという攻撃的な遊びが続いた。

F. 第14回

第14回に母親から，学校でわからない勉強も隣席の女の子のノートを必死で写そうとしていると聞いた。われわれのもとでの治療が始まる前は，『お・ふ・ろ』と書くくらいがやっとであったらしい。休み時間も自分は登れないのに，みんなの行くジャングルジムへついていって，みんなの遊びをじっと見て，チャイムが鳴ったら自発的に戻ってくる。これまでにない行動が見られ，すごく成長したと教師たちは評価していることを聞かされた。治療に通ってくるのも，以前なら電車のなかでじっとしていなくて，母親が腕をしっかりと押さえておかなければならなかった。それが，このごろはいえばじっと座っているとのことであった。

遊戯療法では，ボールプールのボールをすべてひっくり返し，プールの中に寝ころんだ。「オフトン，トッテイイカ？」と治療者にいってくる。「お布団取っていいか？ 取ってほしいの？」というと，Ａは「トッテホシイノ？」とくり返す。治療者は少し無理かと思ったが，矯正する形で「取って，だよね」というと，Ａは「トッテ」といって布団を被せられるのを待っている。「オカアサン，カエルノ？」と，矯正されたことに対する反抗か，治療の打ち切りを臭わせるような発言をした。

G. 第15回

第15回では，ひっくり返したボールプールの中に入って「ミドリ…キミドリトミズイロト……アカノボール，トッテイーカ？」という。治療者は「取っていいか，Aくん，取ってほしいんだね」というと，いいにくそうに「トッテホシイ」といった。

母親によると，弟が高いところから降りられなくて母親を呼んだりしていると，Aが代わりに降ろしたりするようになったという。

H. 第17回

第17回，連絡帳に，担任からのメッセージで次のようなことが書かれてあったという。Aが咳をしていたので，担任が「A，喉が痛いの？」と聞いたら，これまでは必ず，「ノドガイタイノ？」とくり返すはずなのに，「ウウン，ノド，イタクナイナアー」と答えた。あまりの驚きに担任はそれ以上質問できなかった。母親が風呂でシャンプーしているときに，弟が大便をした。弟は尻を自分で拭けないので，母親が「弟をこっちまで連れてきて」といったら，カラカラという音がしたので，弟が自分で拭いていると母親は思った。弟が風呂場に来たので，尻を見るときれいだった。「自分で拭いたの？」と聞くと，「Aが拭いてくれた」と弟が答えた。母親はびっくりした。別な日に，やはり母親が風呂に入っているときに，洗面器を他のところに置いたままにしていたので，独り言で「チッ，しまった！」といった。すると風呂の戸が開いて，洗面器がポーンと飛んできた。洗面器を入れろともいわないのに，Aが投げ入れたとわかった。

I. 第17〜20回

第17〜20回の遊びでは，「コレナニ？」とか，模倣のやりとりのパターンからやや外れていった。たとえば，機関車の玩具，トーマスの動きを押さえて，「コワレテイルナア」というので，治療者が「壊れてい

るなあ」と繰り返すと,「コワレテナイヨオ」と自分の意見を覆した。

J. 第24回

　第24回では,母親から,「ビデオが終わったようだね」というと,A
はビデオのところに行って巻き戻してカセットをしまうと聞かされた。
母親の仕事はいつも土曜日は休みなのに,この前急に仕事が入って,A
もよく知っている友人に留守番を頼んだ。Aが帰ってきて「お帰り」
と友人にいわれて,ぎょっとした。いつもは鞄をその辺に放りっぱなし
にするのに,自分の部屋に持っていった。鞄に入っていた画用紙を友
人が取り上げて「何かな,これちょっと見せて」といったら,「ヒトノ
ヲ,カッテニミタラ,ダメダヨ」といって取り返したらしい。

K. 第25回

　第25回は夏休みや行事などで2ヶ月半ぶりだった。母親の話では,
運動会で雨になって,アナウンスが「雨で運動会はこれで中止です。椅
子と荷物を持って教室に帰りましょう」といった。母親の友人が母親に
「A君,わかっているだろうか。A君のところまで行って来ようか」
と心配していった。母親は最近の振る舞いから「いや,大丈夫,Aは
わかっている」と答えた。そのとおり,Aは椅子を持って誰に指示さ
れることもなく,自発的に教室に入っていったという。また,担任が給
食のおばさんから「A君,賢くなったね」といわれた。Aは給食で嫌
いなものがあると,細かく切って食べるのでものすごく遅くなる。掃除
時間くらいに食べ終わって自分で食器を返しに行く。この前返すとき
に,おばさんに「オクレテ,ゴメンネ」といっておばさんを驚かせたと
いう。

　Aは遠足でどんぐりを持って帰ってきた。母親が要らないと思い捨
てた。しかしそれは宿題に必要で,紙に貼り付けて提出しなければなら
なかった。Aは自分で紙にどんぐりの絵を描いて,その下に「どんぐ

り」と書いて，明くる日に持っていったので，担任も驚いたという。最近，弟をいじって遊ぶ。弟を投げ飛ばして，それを見て笑う。弟の頭に唾をかける。弟の髪の毛をくしゃくしゃに揉んで，笑う。

L. 第32回

第32回，流行歌やコマーシャルソングをAが歌うので，治療者が真似をすると，身体を揺らせて喜ぶ。「聞いていると，コマーシャルがわかるよ」というと，「コマ……コマーシャル」といい，「コマーシャル」といっては繰り返しウフッウフッと笑う。そのうち「マネスルノー！」と命令する。治療者がAのいうことを模倣すると，「ンフ，フフフ」と身体を揺すって笑った。

Aが持ってきた簡単なプラモデルを，できるだけAに作らせる。治療者はちょっと手伝ったくらいで，後はA自身が根気よく作る。できあがると大喜びした。水遊びでもお気に入りの青色がなくなっていて，治療者が「ごめん！　先生，忘れちゃった。ごめんね，ある色使ってくれる？」というと，「カッテクルノ」といって，パニックにならず，他の色で機嫌良く遊んだ。

M. 第35回

第35回，現在の治療者による最後の回となった。母親はそのことをAに説明していなかった。教室で欠席の子の椅子に座って，質問されても，欠席の子の名前をいってごまかすという。給食のおかずを配るのが名人的で，ぴったりと均等に人数分に配り，こぼさず余らないらしい。当番でもないのにしたがる。遊戯療法では，洗面台で青の色水を作って，「アオイナア」と満足げにいう。治療者も「青いなあ」と繰り返す。その作業をしているうちにぽそりと「オワリ……」という。治療者が「終わり……？」と聞くが，弱々しく「オワラナイノー」という。「終わらないの，……か」と返事する。

終了後，廊下でＡに母親が現在の治療者は今日で終わりで，次はこの人になるといって次の治療者を紹介した。次の治療者が「よろしくね」といい，母親が「こんにちは，は？」と挨拶を促されるが，Ａは「サヨーナラ」といって，一人先に廊下を歩いていった。

| N. その後

発表論文では述べなかったが，その後，大学院生である新しい治療者に代わり，すぐに慣れた。家では母親が落ち込んでいると，自発的にＡが布団を敷いてくれた。砂場に水をバケツで入れることをし始め，ずっとこれが続いた。第52回ごろ，自分でビデオ屋にビデオを返しに行けるようになった。4歳の弟が絵本を見ていて，読めないところがあるとＡに聞き，Ａが読んであげている。第63回で，3年目となり次の治療者に代わった。

プレイセラピーでは，砂場に水を入れることが多くなる。Ａは日記を書くようになり，「今日は，王将へいきました」と書いたりした。授業参観で詩を読んで，他の母親を驚かせた。母親がＡをコンビニへおにぎりを買いに使いにやると，弟の指示した物がなく，代わりのおにぎりを買ってきた。弟が文句をいうと，Ａは「売り切れだった」といった。

4年目となったが担当できる者がおらず，第79回で終結とした。しかし，Ａが継続を望むので，5ヶ月後に，週に1回ではなく月に1回ということで，男性の大学院生が治療に当たった。プレイセラピーでは，Ａは砂場に水をためることが多い。Ａは砂をご飯に見立てて，「焼きめし」を作る遊びをくり返した。Ａは小遣いをもらったら，コンビニやレンタルビデオ屋にひとりで行く。好きなものを買ってきたり，好きなビデオを借りてきたりした。転居したが，Ａは自分の部屋があると，新しい住居を喜んだ。第95回から，女性の治療者に交替した。同じような砂場に水を入れる遊びが続いた。月に1回の治療を約1年間，行った後に終結とした。

第14章

他者の主観を排除する

1. 他者の問題

　自閉症などの病態を解明してゆくことは，統合失調症の病態の解明に
もつながると思われる。両者を解明していくさいに，その基底となる問
題は，相互主観性 Intersubjektivität, intersubjectivity（間主観性）の
病理ということである。

　この解明に大いに関係するキーワードに，「心の理論」（theory of
mind）がある。自閉症では，バロン-コーエンら（Baron-Cohen,S.,
Leslie,A.M., Frith,U. : Does the autistic child have a "theory of mind"?
Cognition, 21, 37-46, 1985.［高木隆郎・M. ラター・E. ショプラー 編：*自閉症
と発達障害研究の進歩 1997/Vol.1 特集 心の理論*（pp.41-47）. 日本文化科学
社，東京，1996]）による「心の理論」の発達障害説があり，さらに統合
失調症では，フリスら（Frith,Ch., Corcoran,R. : Exploring 'theory of mind'
in people with schizophrenia. *Psychological Medicine*, 26, 521-530, 1996）に
よる統合失調症で「心の理論」の障害の指摘がある。

　「心の理論」というのは，相互主観性そのものではないが，他者の主
観的意図をとらえる能力という相互主観性の初期段階の基礎をなすもの
を心理学的に表現した概念と考えられる。

　すでに中根（中根晃：幼児の自閉的精神生活について-早期幼児自閉症の
現象学と人間学-. *精神神経誌*, 68, 1375-1397, 1966）はその先駆的業績の

なかで，自閉症を「共同世界志向性の病理」として論じている。これは「相互主観性の病理」といい換えても本質的な違いはないと思われる。

よく知られた『自明性の喪失』でブランケンブルク（Blankenburg,W.：*Der Verlust der natürlichen Selbstverständlichkeit.* Ferdinand Enke Verlag, Stuttgart, 1971.［木村敏・岡本進・島弘嗣 訳：*自明性の喪失.* みすず書房, 東京，1978］）は，統合失調症の基底的障害をとりあげた。彼は，統合失調症性疎外の本質が生活世界の相互主観性の欠陥にもとづくということを指摘した。しかし，「自然な自明性の喪失」と相互主観性との関連は示唆するにとどまり，どのように関連しているかを十分には明らかにしなかった。

ここでは他者のあり方の障害が統合失調症よりも見えやすい自閉症を踏まえ，統合失調症との関連で「他者」の問題，相互主観性の問題を考察する。

2. 『デカルト的省察』について

自閉症において指摘されている「心の理論」の発達障害をどのように考えればよいのだろうか。西田哲学の文脈で，「心」をもった他者がどのように扱われているかは，他のところで示した（山本晃：*西田哲学の最終形態－精神病理学のみかたから－.* 近代文芸社，東京，2004）。ここでは，この問題についてもっと精密に扱われているフッサール『デカルト的省察』をとりあげて考察する。

以下で「§」の記号の後の数字は，『デカルト的省察』での該当する節を示す。

A.「第一の判断中止」について

1)「判断中止」

外的な対象そのものは意識を超えている。それにもかかわらず，われわれの意識は，対象の性質などをとらえることができる。そして，それにたいしていろいろな判断を行うことができる。

さらにわれわれは，世界全体，あるいは宇宙全体をそれなりに意識することができる。世界全体や宇宙全体が，頭のなかに入っているわけではない。また，眼前にある桜の木のような外的な対象が，物体そのものとして頭のなかに入っているわけでもない。にもかかわらず，桜の木を，なんらかの形で意識は組み立ててとらえている。

さらにまた，外的な対象そのものを完全にそれ自体とらえることはできない。桜の木の幹や枝，一枚一枚の葉を完全にとらえることはできない。いつまでも，とらえられない部分が残る。

このように，外的な対象は意識を超越している。フッサールはその意味で，外的対象は「超越 Transzendenz」しているという。

超越してはいても，意識は対象を意識のなかでとらえることができる。意識のなかに対象を構成することができる。こうしたとき，意識は自分自身のなかで，どのように対象を構成するのか，ということが問われなければならない。

空想のなかで，コップに水を入れて飲んだとする。このとき，水は対象をなしている。そして今度は台所に行って，コップに水を入れて飲んだとする。このときの水も対象をなしている。空想のなかでも，現実の知覚のなかでも，意識は水という意味をもった対象を構成している。おなじ意味をもつ対象なのに，両者ではあり方が異なっている。この違いをさらに分析するためには，あり方の違いが問われねばならない。

こうした意識における対象のあり方を，しっかりと根本的に見極めるためには，素朴にあるとかないとか判断するのではなく，それらの判断からいったん身を引いて，意識のなかで対象が作りだされ，判断される

プロセスそのものが問われねばならない。

さまざまな意識における対象のあり方を問うためには，当面，対象があるとか，ないとか，あるかもしれない，あるにちがいないなどのあり方の判断をいったん中止して，どのようにあるか，よく見直す必要がある。

このためにフッサールは「判断中止（エポケー Epoké）」を要求する。眼の前に与えられる事柄を素朴に見るのではなく，疑ってかかる態度をとるようにいう。外的な対象である「超越」が意識のなかで構成されるあり方を見きわめる態度なので，このような態度を「超越論的態度 transzendentale Einstellung」という。それにたいし，これまでの疑ってかからない態度を「自然的態度 natürliche Einstellung」という。

医学的にいえば，つぎのような喩えがよいだろう。小脳が変性症や腫瘍によって破壊されたとする。このような病変によって，失調（よろけ）や企図振戦（ふるえ）が出現する。こういう症状はこれまで正常に営まれていた運動機能にたいして，小脳がどんな機能を知らず知らずのうちに果たしていたかを明らかにする。フッサールのいう判断中止は，仮想的な機能遮断といえる。脳病変と症状との関係は，判断中止とその後に想定される世界との関係に似ている。

フッサールはいっている。このような判断中止を行う者は，なんらかの「存在」の判断を差し控える，懐疑する。つまり，「それは存在する」とか「それはこれこれの状態になっている」などのことを，懐疑する。

眼の前に与えられている世界について，どんな態度をとることも差し控える。存在，仮象，可能な存在，推定される存在，蓋然的な存在などといったいろいろなあり方の存在について，どのような態度決定することも差し控える，禁止する。フッサールがよくいういい方では，「括弧」に入れる。

デカルトの「コギト・エルゴ・スム」をふまえてフッサールは，このような懐疑を提案した。何か特別なことをしたように思われて理解され

にくい。

　しかし実は，この種の懐疑は日本人にはきわめてポピュラーなことがらに属す。たとえば『般若心経』（中村元・紀野一義 訳注，岩波文庫，東京，1960）の有名なくだり，「色即是空」は「およそ物質的現象というものは，すべて，実体がないことである」と訳されている。すぐ後に「空即是色」が続き，その次の「受想行識，亦復如是」は，「これと同じように，感覚も，表象も，意志も，知識も，すべて実体がないのである」となっている。「実体がない」といっているのは，存在するという思い込む態度を疑っていることに他ならない。

　2）離人症

　こうした懐疑の手続きをすると，眼の前の世界はすべて「現象」となる。あるとかないとかの「自明性」がなくなってしまう。フッサールは対象のあり方を哲学的に見きわめるために，「判断中止」を要求した。が，精神障害のなかでこのようなとらえ方を本人の意に反してさせられてしまうことがある。

　このような「自明性」が喪失したらどうなるだろうか。世界にたいする自分の思いなどに懐疑が差し挟まれ，確信がもてなくなる。世界が「自明で」なくなる。これは自分の考えや感じに確信をもてなくなって，疑問を呈した状態に相当すると考えられる。

　この状態に相当するのは，いわゆる古典的な離人症の状態だろう。眼前の世界があるという「自明さ」が自分自身にとって崩れている。古典的離人症では，本人は「自明さ」の喪失で著しい苦痛を訴える。濱田（濱田秀伯：*精神病理学臨床講義*．弘文堂，東京，2002）の症例を引用してみる。

　症例14　25歳　女性
　17歳ごろに外出恐怖の既往がある。23歳ごろから自分と外界の実感

が希薄になり不安になった。誰ともふつうに会話や応対ができるのに，その最中に相手が遠ざかり自分がここにいない気になる。「いま」「ここ」があいまいで特定できず，自分の体の実感や存在感が薄れまるで透明人間になったような感じになる。皮膚に爪をたててわざと痛みを与えたり，髪の毛を抜いたり，机を触って感触を確かめてみる。過去の体験も実感がもてず，つい先ほどのできごとがはるか昔のことのようで，本当にあったことなのかどうか疑わしくなる。外出して疲れたときや人混みのなか，夜に多い。帰宅して落ち着いたり，ひと眠りすると回復するが，症状が現れると「いま」を維持しようと，相手に懸命に話しかけたり，動作をいちいち意識しながら歩いたりする。自分をコントロールできない頼りなさがある。駅のプラットホームから飛びこむのではないか，なにかその場にそぐわない行動をしてしまうのではないか，自分がおかしくなるのではないか。上で考えブレーキをかけてくれる部分が失われ，無意識の衝動に駆り立てられて行動を起こしてしまいそうな危惧がある。兄の帰宅が遅いと，事故にあったのではないかと不安になる。不明な未来がまるで決定されているように感じる。

　この症例にたいして濱田は，内界意識の離人症が外に向かい，外界意識の離人症，さらに身体へ向かい，身体意識の離人症に発展しているという。このような離人症症例で注目されるのは，本人が苦痛を訴えるのに，周囲の人たちのあいだで「自然さ」が保たれるせいか，周囲の人たちは本人の異常性をあまり認めないということだ。

3) 相互主観的世界

　眼の前に与えられる対象は，対象自体を直接にとらえることができないという意味で「超越」している。が，別な「超越」しているものがある。それは「他者の心 Seele」である。

　普通に他者とともに世界に生きているとき，「他者の心」はわかって

いるように思われている。しかし，それは他者の言動などから間接的にわかる「他者の心」であって，眼の前の対象自体が直接に完全にとらえられないように，「他者の心」も直接にとらえられない。そういう意味で，「他者の心」も意識を「超越」している。

　先ほど行われた「判断中止」では，眼の前の対象についての判断が差し控えられた。が，残念ながら「他者の心」についての「判断中止」は含まれていない。したがって，眼の前の対象についての「判断中止」は，「他者の心」についての「判断中止」と次元を別にしている。

　このことは，上で引用した離人症症例で，本人が苦痛を訴えるのに，周囲の人たちが本人の異常性をあまり認めないことにも示されている。つまり，本人の振る舞いの「自然さ」が失われていない。本人が「自然に」振る舞うというのは，周囲の人びとに自分がどう見られているかが，本人にはまだわかっているからだろう。何かその場にそぐわない行動をしてしまうのではないかという不安も，皆がどう見ているかというところから来る。この段階では，周囲の人たちがどう見ているかということは，まだわかっている。他者の視点に立つことができる。本人のなかに「他者の心」は存在している。「他者の心」は機能を失っていない。

　普通にわれわれが世界で生きているとき，意識しているときもあるし，意識しないときもあるが，多くの他者たちがそれぞれの視点で世界をどのように生きているかが含まれている。見方が自分とはいくぶん異なっていても，他者たちが同じ世界を生きているということをふまえないと，自分勝手であるとか，自己中心的であるとかという非難を浴びることになる。すなわち，他者の生き方，他者の主観，「他者の心」，他者の世界が，私の世界のなかに含まれている。私の主観と，他者の主観が相互に含まれ，それでもって私の世界が作り上げられている。そういう意味で，私の世界は私の主観のみによる世界ではなく，他者たち相互の主観をふまえたうえで，他者たちの主観に属する諸世界を同調させ合致させて作り上げた「相互主観的世界 intersubjektive Welt」である。私

の主観は他者の主観とともに，世界を作り上げている，構成している。

ミードのいい方では，私は一般化された他者「me」を経験している
だけではなく，他者たちのそれぞれの「I」を経験しながら，世界を生
きている。

この段階での具体的な自我には，「人間としての自我」が対応してい
る。この自我は習慣や性格的特性が集まる極をなしている。具体的自我
は，自我極への心的な集まりをもった「心 Seele」である（§35）。

この判断中止のみ施行された世界は，主観としての他者たち，つまり
他者たちの「心」が機能している相互主観的世界である。また，眼の前
の世界は，他者たちとともに眼の前の対象，「超越」の意味を作り上げ
ている世界なので，フッサールのことばでは「相互主観的超越論的世
界」だといえる（§43）。

B. 「第二の判断中止」，独特な判断中止

1）『デカルト的省察』における「第二の判断中止」

先ほどの「第一の判断中止」が実施された段階では，他者たちの主観
性が機能している。四輪自動車の車輪の動きを見るためには，運転して
いる状態では難しい。いったん停車して，車を降りて，前輪や後輪を停
止状態から少しずつ動かしながら，どのように動くのか，外から観察し
なければならない。

それと同じように，他者たちの主観性が機能している状態において
は，他者たちの主観性，「他者の心」を調べることができない。「他者
の心」の働きを見極めるためには，「他者の心」が機能するその手前ま
で，身を引かなければならない。いったん他者たちの主観性，「他者の
心」の機能を止めて，その後再び，ゆっくりとそれを動かしながら，そ
の動く様子を見なければなければならない。そのためにまず，他者たち
の主観性を止める試みに入らなければならない。

フッサールは『デカルト的省察』で他者問題を扱うに当たり，「独特

な eigentümliche Art 判断中止」を提案する（§44）。それは，他者の主観性が関わる意識の働きを手続き上，一切排除した状態を想定する。つまり，主観性としての他者が，直接的にであれ間接的にであれ，世界を作り上げるのに関わらないようにする。しかし，主観性としての「私」は，機能している。主観性としての他者のいない世界を哲学上の要請として仮定する。

　ミードのいい方では，他者たちの多数の「I」をとめてみる。働かないようにする。ミードは他者たちの「I」を考慮に入れていない。したがって，ここで出現する世界は，ミードが『精神・自我・社会』で体系的に記述した世界に相当する。私の「I」は機能している。また，私のなかの一般化された他者「me」も機能している。言語も社会制度も他者の行動の意味も理解できる。

　この箇所が難しい。主観性としての「私」は機能しているが，「主観性としての」他者が機能していない状態においては，たとえば，交通規則も赤信号の意味も相変わらずわかっている。新聞の文章の意味も理解できる。人がナイフでリンゴをむいているとき，それは食べるという行為パターンを遂行しようとしているのだと，過去の自分の行為パターンとの連合 Assoziation から認識できる。この認識は行為パターンの認識であって，他者の主観を引き合いに出す必要はない。子ども同士がグローブをはめて，ボールの投げあっているのを見たなら，キャッチボールをしているのだと認識できる。

　ミラーニューロンによる行為の目標の推論も，可能である。「相互行為的普遍性」は損なわれていない。

　フッサールはいっていないが，シュッツ（Schutz,A. : *Collected Papers III : Studies in Phenomenological Philosophy*. Martinus Nijhoff, The Hague, Netherlands, 1966.［渡部光・那須壽・西原和久 訳：アルフレッド・シュッツ著作集 第4巻 現象学的哲学の研究. マルジュ社，東京，1998］）はこの「判断中止」を「第二の判断中止」といった。「第二」にたいし，「第一の判

断中止」は，先ほど述べたように，世界の存在の妥当性について素朴な判断を差し控え，世界を現象として経験する「判断中止」をさしている。「第一の判断中止」は，存在についての態度決定だけが判断中止されている。

2) 統合失調症における「第二の判断中止」

ブランケンブルクは「自明さ」と「自然さ」の微妙な区別をしている。「……自然な自明性の喪失は，それ自体，相互主観的に構成されたものといわなくてはならない。ということは，統合失調症性疎外の本質は，それ自体生活世界の相互主観的構成の欠陥に基づいたものだということである」といっている。「自明さ」が超越論的構成，つまり「第一の判断中止」と関連し，「自然さ」が相互主観性の構成，つまり「第二の判断中止」と関連している。

コンラート（Conrad,K. : *Die beginnende Schizophrenie – Versuch einer Gestaltanalyse des Wahns –*. George Thieme Verlag, Stuttgart, 1958. ［山口直彦・安克昌・中井久夫 訳：分裂病のはじまり. 岩崎学術出版社，東京，1994]）は，急性統合失調症の発症時における共通点として，他者の視点に変換する能力の喪失を指摘した。視点変換ができなくなっている，他者の視点に立ってものごとを見ることが不可能になっているといった。これはいいかえれば，他者の主観が排除された状態であるともいえる。

急性統合失調症では，主観としての他者が直接的にも間接的にも排除された世界を，本人の意思に反して，突然，経験してしまう。コンラートの症例を引用してみる。

症例28　22歳の上等兵ハンス・G.

17歳で抑うつ状態（思春期危機といわれた）。1940年春，兄が戦死。1941年春，慢性中耳炎。元司祭の中隊長に昇進のことを執拗に尋ね，怒鳴られて面前で中隊長に背を向けて両耳を手で覆い，この規律違反のた

めに 2 週間の重罰を受けた。この期間中も，また罰を受ける前からも，彼は一種の圧迫感のもとにあったが，それがどういうものかうまくいい表すことができないという。2 週間たって処罰期間が終わってすぐに別の小隊に転属されたが，そこで勤務についたまさにそのとき，精神病が急性発症した。

「そこでは，たえず多くの人々が私の前に連れてこられていた」。次々に別の人間が入ってきた。ありとあらゆる人たちである。彼らが指示を受けており，自分がこういうかたちで試されていることに即座に気づいた。何もかもがもつれっぱなしで見通しが全然きかなかった。下士官が二人やってきて，マールブルクに彼を護送するということであった。駅へ車で行く途中にすでに，一切がおかしな具合に変化していた。あらゆるものが彼のそばを「映画のように」通り過ぎていた。すべてが仕組まれた，非現実的なものに見えた。彼は，戦争が終結したのではないかという感じがした。汽車の車室に乗り合わせた一人の男がスパイであると即座にわかった。それは一種の啓示であった。男を見た瞬間にはっとわかったのである。彼はただちに護送兵に告げた。そして，男は次の駅で連行されたという（護送した下士官の報告書によれば，実際は，男は烈火のごとく怒って車室を出ていったのであって，患者は男をひっきりなしにしつこく問いただしたのだそうである）。その車室には，子連れの婦人も坐っていた。彼はこの婦人に腕時計などいろいろの持ち物をプレゼントした。それは，講和条約締結の喜びから出たものであって，彼は全期間を通じて平和宣言がすでになされているという確信を持ち続けていた（護送兵の報告書によれば，事実は，婦人と子どもに，身分証明書，自分の写真，ポケットナイフ，時計，安全剃刀を贈った。護送兵はさんざん苦労してそれを取り戻したという）。駅に着いても，すべてが仕組まれているように彼には思えた。映画が上映されているみたいであった……。

この症例では，すべてが非現実的なものに見えた，あらゆるものが映画のように通り過ぎていたといっている。したがって，離人症的状態にもある。ここでいっている「第一の判断中止」が施行された状態に相当する。ブランケンブルクのいい方では「自明さ」が失われている。

　それだけではなく，「第二の判断中止」も施行されている。主観性としての他者が排除されている。他者の主観を推し量る能力が失われている。他者からの視点から見るということができなくなっている。自分の言動を人びとがどのように思うかということがわからない。そのせいで，ハンスの言動と護送兵の報告には，大きな隔たりが生じている。

　フッサールは哲学の問題を解明するために論じているので，「第二の判断中止」のみが行われるということは想定していない。しかし，他者の主観性が奪われると，眼前の世界が他者と共通の世界であるという確信がもてなくなる。潜在的に他者の視点に立てるという確信のもとではじめて，眼前の世界が他者と共通の世界であるという確信が生まれる。他者の視点に立てるという確信が崩壊すると，眼前にあるものは，他者と共通の実在ではなくなる。急に存在にたいする確信が喪失し，疑わしい存在となり，単なるもろもろの対象となる。急激に世界の諸対象の存在性格が変化する。世界の存在自体を疑うということになるだろう。つまり「第一の判断中止」が行われることになる。「第二の判断中止」を行うと，必然的に「第一の判断中止」も行われる。

　患者の不安のため，汽車に乗り合わせた人の行為パターンの連合が，奇妙なものになっている。高められた不安に誘導され，連合の優先順位が通常の自然な順位ではなくなっている。通常の連合データが，最優先キーとして「不安」を選択することで，ソートしなおされる。その結果，真っ先にスパイだという連合がなされる。患者にとって当然至極の連合が，周囲の者には「不自然なもの」になっている。専門用語では，「妄想知覚」ということになる。

　ブランケンブルクのいい方では，「自然さ」が消滅している。言動が

非常に奇妙なものになっている。「第二の判断中止」と関連している相互主観性の構成，つまり「自然さ」が失われている。

　ある人が昨日，同業者仲間の会合で無知な発言をして，恥をかいたとする。次の日に街を歩いていて，急に昨日の恥を思い出して，情緒的に不安定になったとする。同業者仲間の失笑を思い出す。すれ違う人たちが笑いながら歩いていると，自分を笑っているのではないかという思いに駆られる。

　こういうとき，非常な不安に駆られて，連合が通常のものではなくなっている。「自分のことを笑っている」という連合が優先されている。しかしまだ，相互主観性の構成が保たれている，つまり，他者の視点に立ってものごとを見直すことが可能であれば，一度起こった「妄想知覚」も訂正される。「ここで歩いている人たちはあの場にはいなかった」「あの人たちは自分を笑っているのではない」という冷静な判断ができる。そして，奇妙な判断，行動にブレーキがかかる。しかし，ハンスは相互主観性の構成が失われ，ブレーキがかからなくなっている。

C. 私に固有なものの世界

　フッサールは，主観性としての他者を排除する「第二の判断中止」，すなわち「独特な判断中止」という手続きを要請した。この手続きで主観性としての他者が排除されたので，ここで確定された世界には，主観性としては「私」だけしかいないことになる。「私」だけの世界，独我論的世界となる。フッサールは「私に固有なものの世界」という。

　人間や動物にはふつう，私のように「生きているもの」という特別な意味が与えられている。「第二の判断中止」という手続きで，これが捨て去られる。フッサールは人間と同様ではないが，動物にもある種の主観性を認めている。この手続き後には，他の人や動物が主観をもっている，あるいは「心」をもっているということが捨て去られる。主観ないし心をもっているのは，「私」だけということになる。

さらに次に，主観としての「他者」を指示したり，前提にするような事柄が，捨て去られる。主観としての「他者」による文化的な規定や述語が排除される。

先ほども述べたように，ミードはこの世界を記述している。他者の「I」は存在しない。しかし，ミードは巧みに言語や社会の制度などの成り立ちを体系化した。他者の「I」をもちださなくても，社会は記述できる。

ここのフッサールの記述が理解しにくい。具体的に説明してみる。

「私に固有なものの世界」では，主観としての他者を前提とするものいっさいが捨て去られる。たとえば，「X氏の考えはこうであろう」というX氏の「心」のなかについての内容はいえなくなる。排除される。

しかし，X氏が自分の考えについて直接に発言していたなら，「X氏がいっていたから，『X氏の考えはこうである』」というようなことはいえる。ここでは，他の主観としてのX氏を前提する必要はなく，語られた発言という世界のなかにある社会行為，現象を頼りにいえる。

周りについても，たとえば，「これはレンブラントが描いた絵の複製だ」という意見にも問題はない。しかし，レンブラントの「心」を扱う内容は使えないので，レンブラントがどういう「心」をもって描いたのかということを絵画から推測する部分は使えない。その絵画からレンブラントの苦悩を推測するということは禁止されている。

ところが，解説書にその絵はレンブラントがこういう考えや気持ちをもって描いたと記述されている文章を記憶していたのなら，それを引用して発言することはできる。このばあい，レンブラントの「心」，主観性を前提としていない。

また，ふつうに眼の前の机は机として見いだされる。書物の文章も読むことができ，文章の意味内容は理解できる。ただし，他者の「心」を前提として認識することがとりあえず，差し控えられている。したがって，ここでいっている「主観性としての他者を排除する」というのは，

他者の視点，他者の考えていること，他者の「心」を，とりあえず排除してみるということと考えられる。

他者の言説そのものは，社会的行為であり，世界にある現象なので使えるが，他者の「心」から推測できるような事柄は使えない。

この後に取り残された「私に固有なものの世界」について，ここでは主観としての「他者」を経験することができない。が，「私」の主観のみに依存する世界の現象を経験することはできると，フッサールはいう。

D. 自閉症児・者における他の主観性としての他者の制限

前章で例示した A では精神遅滞をともなうため，言語がうまく使えないが，バロン−コーエンらの実験で対象とされた顕著な精神遅滞をともなわない自閉症児は，言語が使える。世界のものに意味があることを知っており，記述できる。人びとのいっている言語的意味は理解でき，知識として蓄積できる。しかし，「心の理論」の発達に障害がある。

先に「自閉症の世界」という箇所で述べたように，自閉症においては，他者の心を推測することに制限がある。この状態をバロン−コーエンは，「マインド・ブラインドネス」といった。

自閉症児や自閉症者では，「心」の内容を直観し類推するということに支障がある。彼らにおいては，「心」をもった他者，別の主観としての他者，他我が制限されている。経験されないか，きわめて限られてしか経験されないと考えられる。

このことから考えて，フッサールでは哲学的な操作であった「第二の判断中止」「独特な判断中止」が施行されて後に残る世界は，自閉症の世界に近いと考えられる。「私に固有なものの世界」は，哲学上の虚構ではなく，自閉症の世界として近似的に実在する。彼らはフッサールが哲学上，想定した「私に固有なものの世界」に近い世界を生きているといえるだろう。

先ほどの統合失調症発症状態にあるコンラートの「症例28　22歳の上等兵ハンス・G.」も，ほぼ同じように，「第二の判断中止」が突然に施行された世界に近いところにいると考えられる。ただ，統合失調症のばあいには，発症前，つまり，「心」をもった他者が経験可能だった時期の経験の蓄積も残っている。そのため，異常の構造が自閉症より，いっそう複雑になると思われる。

E.「私に固有なものの世界」に残るもの

この「第二」の判断中止，「独特な判断中止」の後に残る世界を，フッサールは「私に固有なものの世界」というが，残っているものを順にあげていく（§44）。

1)「自然」

ここにはまず，「私に固有な自然」がある。

この「自然」というのは，通常いわれる人工的なものを排除したという意味の自然ではない。主観としての「他者」が関わらない世界という意味での「自然」である。主観性としての「他者」が関与しない世界である。

ひとつの下層として自分固有の「自然」が分離される。他者の主観性に由来するあらゆる意味が取り除かれ，純化された「私に固有なもの」には，まず，単なる「自然」がある。

2) 身体

つぎに「私に固有なものの世界」に残る重要なものに，特殊な物体の統一体としての「私の身体」がある。「自然」のなかに，自分固有なものとしてとらえられた物体のなかに，「私の身体」がある。「私の身体」は，独特な仕方で私に現れる。

「第二の判断中止」という手続きによって，「私に固有なものの世

界」が得られた。その私の世界の層の内部にあって，「私の身体」は，私がその「内で」直接に「自分の思い通りにできるもの」である。特に身体のそれぞれの「器官」をつうじて，身体の内側から私が支配できる唯一のものである。これは，単なる物体ではなく，まさに身体であるような唯一のものである。

また，身体は感覚の場でもある。身体は触覚や寒暖のようなさまざまな感覚の場である。それぞれの感覚の所属の仕方によって，感覚の場を帰することができる唯一の対象として，身体はある。

3) 自我

それに加えて，「私に固有なものの世界」には，私の「自我」もある。

「第二の判断中止」という手続きによって「私に固有なものの世界」が得られ，その世界のなかで「私の身体」を焦点化した。この操作は同時に私の人間としての「自我」という現象の本質を焦点化することにもなる。

「第二の判断中止」によって，私は他の人間たちをそれ固有のものへ還元した。そのとき，他の人間たちは，主観性としての自我を失い，それぞれ固有の身体という物体と化している。「私に固有なものの世界」で，他の人間たちを身体という物体として，私は見いだす。他の人間たちには「自我」がない。というのは，「第二の判断中止」によって，主観としての「他者」が関わるものを排除したからだ。

それにたいして，身体を備えた人間としての私を「私に固有なものの世界」へ私は還元した。そのとき，自我としての私は「私の身体」と，「私の心」を得る。私には物体としての身体と，心理的な「心」の両方がある。いいかえると，私は心理物理的な統一体としてある。

心理物理的な統一体としての私には，「人格的自我」も含まれている。「人格的自我」はこの身体のうちで，またこの身体「を介して」，具体的に発言する，行動するなど，「外界」に影響を及ぼす。また，他者

の「自我」あるいは「心」抜きではあるが，他の人間たちの身体による
発言や行動などを知覚し，判断して，「外界」から影響を受ける。「人格
的自我」は心理物理的に，物体的な「身体」と一体になっている。

「第一」と「第二の判断中止」によって，私の自我は通常の意味での
自我ではなくなっている。しかし，「私に固有なものの世界」で，私は
多様な体験をもっているし，これらの体験から確立されるいろいろな習
慣をもったままである。また，私はやはり，これらの体験や習慣を束ね
る同一の極としての自我であることに変わりない。同一の極としての自
我の心理的側面が，具体的な内容と形をとるとき，自分自身を「心」と
してとらえる。

4)「述語」

すでに見たように，「私に固有なものの世界」には，「自然」がある。
そして，「自然」には物体的な身体がある。物体的な身体をつうじて，
心理物理的な自我が組み込まれている。つまり，心理物理的な自我は，
「身体」「心」の統一体であり，そのなかには「人格的自我」もある。

さらに興味深いことがある。この心理物理的な自我から意味づけされ
るような「述語」も失われておらず，残存している。主観性としての他
者が関わらない「述語」，「私」からのみ意味を得る「述語」は残ってい
る。その「述語」によって，「私」は『世界』で見いだされるものを意
味づけすることができる。ただし，あくまで「私」のみによる「述語」，
意味づけであって，そこには主観性としての他者たちの関与が欠如して
いる。

フッサールは「私」のみによる「述語」で意味づけられた『世界』な
ので，世界に二重鉤括弧『』を付けて，『世界』としている。

「私」の経験のみから連合的に意味を得ることは，依然として可能で
ある。たとえば，人に連れられて散歩している犬を避ける人があったと
する。それを「私」が見る。犬に噛まれないように，回避しているのだ

第14章　他者の主観を排除する　225

ろうと，振る舞いの意味は行動パターンから連合的にわかる。

　この行為の目標の理解は，ミラーニューロンのレベルで可能である。まだ，他者の「心」を前提としていない。ミードの議論でも他者の「I」は含まれていない。しかし，他の人たちがしていること，他の人たちが話していること，これらは理解できる。「話」は『世界』にある一種の物体であり，それは理解できる。

　しかし，私が過去に同様の振る舞いをしたときに「犬が怖い」と思ったことから，「あの人は犬を怖がって，避けている」と，連合的に自分の経験を他者に帰することはできない。この連合はすでに，他者を「心」をもった主観として想定している。今は，他者の主観が遮られている。

第15章

他者の主観を再構成する

1. 症例 A の行動変化

　第13章で例示した症例 A は，バロン-コーエンらが実験した自閉症児よりも，精神遅滞の程度が著しい。言語理解もスムーズでない。適切な返事もほとんどなかった。しかし A の行動は経過中に著しく変化した。そのいくつかを挙げてみる。

　第14回目，クラスの隣席の女の子のノートを必死で写そうとする。休み時間もみんなと一緒にジャングルジムへついて行って，みんなの遊びをじっと見て，休憩時間が終わると自発的に戻ってくることがわかった。これは，クラスメイトを「共にいる人間」として意識しだしたことの表れと思われる。

　第17回目，A の咳に対して，「A，喉が痛いの？」と担任が聞いたら，「ウウン，ノド，イタクナイナアー」と返答した。反響言語を予想していた担任は，それ以上言葉が出なかった。また大便をした弟の尻を，母親に代わって拭いた。さらに，風呂に入っている母親が「チッ，しまった！」とつぶやいただけなのに，A が洗面器を投げ入れた。担任とのエピソードは，担任の質問を正確に理解して答えたことを示している。知的に恵まれた自閉症児ではこのような返答は難しくないだろうが，A ではこれまで不可能だった。弟や母親とのエピソードは，相手の「心」のなかを自分から推測して，相手がしてほしい行動を自発的に

行っている。

　第24回目，母親が「ビデオが終わったようだね」というと，具体的にはまったく指示していないのに，母親の「心」のなかを推測して，言外に期待している行動をするようになっている。

　第25回目，給食のおばさんに「オクレテ，ゴメンネ」といっていることがわかった。友だちの真似をしているともとれるが，おばさんの「心」のなかを推測し，おばさんの気持ちを察していった可能性がある。また，弟をいじって遊んでいる。いじるのはよくないが，弟が困ることをわざとして，弟の「心」のなかを推測し，困っているという気持ちを察して，それを面白がって笑っている。これも弟の「心」のなか，弟の気持ちがわからないとできない遊びであると考えられる。

　第32回目，欠席の子の椅子に座って，欠席の子の名前をいってクラスの笑いをとっていることがわかった。クラスのみんなに受けようとするというのは，どうすればみんなが笑って喜んでくれるかを予想するということを前提にしないと成り立たない行動である。こうなるとかなり高度に他者の「心」のなかや気持ちを予測していることになる。

　さらに3年目では，母親がおにぎりを買いに使いにやったら，弟の希望の品物が売り切れだったので，代わりのおにぎりを買ってきた。これなどは，買ってこないと弟が困るという弟の「心」のなかを推測しているのがわかる。弟の気持ちになって，つまり弟の「心」になりきって，そこにある幾種類かのおにぎりのなかで弟がなんとか我慢できるものを代わりに買ってきている。ちょっと先の未来に関するいくつかの場合について，弟の「心」やその挫折を仮定しながら予想し行動している。

　このような行動の変化から，Aは他者の「心」のなかを推測できるようになったと考えることができる。つまり，十分ではないが，「心の理論」を獲得したと考えられる。相手の意図のみならず，さらに少しは気持ちまで理解できるようになったと思われる。

2.「心」をもった他者のいる世界

　ここまでは，他者の主観性がどのように働くかを見極めるために，「第二の判断中止」を行った状態を示した。他者の主観性が働かなくなった状態をシミュレーションした。今度は逆向きに，少しずつ他者の主観性が機能してゆく様子をシミュレーションする。

　自閉症の世界は，「心」をもった他者のいない世界に相当する。ところが，Ａはだんだんと「心」をもった他者を経験できるようになった。他者の「心」を理解するという通常の経験が，「第二の判断中止」がなされた世界から，どのように作りあげられるかを見る。

A. フッサールによる他者の構成

　「私に固有なものの世界」には他者の物体的身体がある。この段階では他者の自我，あるいは「心」をともなっていない。その段階から，私が他者の自我，「心」を経験できるようになるプロセスを追う。

　フッサールによれば，「心」をもった他者の構成は，つぎの3段階で行われる。実際には，一挙になされる直観のようなもの（受動的意識のなかで構成される）と考えられるが，論理的に3段階に分かれる。

　1）第一段階，他者の振る舞いの意味
　ここでは，三つの例をあげて説明する。
　例1は，先ほどもあげたもので，人に連れられて散歩している犬を避ける人があったとする。それを「私」が見る。
　例2は，知人のY氏が向こうからニコニコして手を振るのを私が見る。
　例3は，「サリー-アン課題」をとりあげる。
　第一段階では，振る舞いが知覚され，その意味がわかる。この段階で

は，他者の「心」は問題となっていない。

　庭に咲いているバラの木と赤い花を知覚して，「赤いバラの花」を認識するのと変わらない。交差点で自分の行く方向の赤信号を見て，「止まれ」という意味を知るのと変わりはない。

　あるいは，ハチが花の蜜を吸っていて，そのハチの振る舞いの意味を知覚するのと変わらない。ネコが身体を舐めて身繕いをしているのを見て，その意味を理解するのは，ネコの「心」まで立ち入ってはいない。それと同じように，人間である他者の身体的物体の振る舞いを知覚して，その意味を知るという段階に相当する。

　例1では，犬に嚙まれないように，回避しているのだろうと，振る舞いの意味を知る。

　例2では，Y氏が知人であること，Y氏の振る舞いから，「呼んでいる」と一次的な振る舞いの意味が理解される。

　例3では，「サリーがビー玉をバスケットのなかに入れた」「アンがそのビー玉を箱に移した」「この箱に移したことをサリーが知らない」という振る舞いの意味に相当する。

　2）第二段階，付帯現前化，対化

　たとえば，走る電車の窓から，長屋の家屋の連なりの背面が見えたとする。木造の家の古さと家々がつながっていることから，長屋だと知覚する。それとほぼ同時に，その知覚には，家々の表玄関の様子が潜在的に含まれている。それは，過去に私が見た木造長屋の玄関が並ぶ様子を連合的に思い出してである。実際に電車を降りてそこへ行ってみると，そのときに思ったのと異なっているかもしれないが，知覚の背後には間接的にそういうものが含まれている。明瞭ではないが，このような背景や周囲が間接的に意識されることを，フッサールは「付帯現前化Appräsentation」という。

　振る舞いが人間かそれに準ずる生き物のばあい，通常，振る舞いの一

次的な意味理解に留まらない。その振る舞いの意味から，振る舞いを行っている者の「考え」「思い」「感情」などが，間接的に意識される。フッサールのことばで，付帯現前化される。

例1では，犬を避ける人の振る舞いを，私が見る。第一段階として，犬に噛まれないように，回避しているのだろうという振る舞いの意味が把握される。しかしそれを越えて第二段階に入って，私は「あの人は犬が噛むかもしれないと思っている」「あの人は犬を怖がっている」と思ったとする。

ここで私の意識のなかで起こっていることを，フッサールにならって分析する。

まず，過去に私が同様の振る舞いをしたとき，「犬は噛むことがある」「犬が怖い」と思った経験が連合的に呼び起こされる。そして，他者が「犬が噛むかもしれないと思って，犬を怖がっている」と，自分の経験を他者に移し入れる。犬を回避しているという意味からさらに，自分の過去の「主観的経験」を連合的に，他者の身体的物体に敷衍して帰す。一次的な意味の理解を超えて，自分自身の経験への連合を含んでいる。フッサールが「付帯現前化」といったものに相当する。

このときすでに，他者を「心」をもった主観としてとらえている。しかし，これはその瞬間だけの他者の内的経験，内的世界，「心」にすぎない。

例2では，知人のY氏が向こうからニコニコして手を振るのを私が見る。第一段階で「呼んでいる」という意味が理解される。第二段階で，私は自分がかつて人に対して手を振ったときの自分自身の経験を，ただちに連合的に呼び起こす。誰かに対して「親しみ」をもって呼んだというかつての私の経験が呼び起こされる。あるいは，過去の同様の経験が蓄積した経験の複合体が呼び起こされる。

受動的な連合によって，かつての私の経験が呼び起こされるが，その持ち主は私ではない。Y氏がY氏の位置で，私に対し過去に私がした

のと同様の「親しみ」をもって呼んでいると知覚される。これは能動的に推測するというのではなく，直観的に受動的に経験される。手を振るというY氏の振る舞いによって，私とY氏とが連合的に「対をなし」，「親しみ」をもって呼ぶということが，Y氏のところに位置づけられ，それが私に経験される。

　「親しみ」をもって呼ぶという内容は，私とY氏とで根底において共有されるが，「親しみ」の所属は私ではない。その所属はY氏となっていて，方向はY氏から私のほうへ向いている。

　このような意識のあり方は，精神医学では伝統的に「自己所属性の意識」といっている。これは自分だけでなく，他者についてもいえる。いわば，ここでは「他者所属性の意識」とでもいうべきものである。「自己所属性の意識」のみならず，この「他者所属性の意識」がないと，自分の意識と他者の意識との区別がなくなる。さらに，Y氏の意識とZ氏の意識との区別もなくなり，まさに，自他の区別のない統合失調症の世界となってしまう。

　ニコニコして手を振るという身体的物体の振る舞いの類似性あるいは同一性が，「親しみ」をもって呼ぶという過去の私の経験を介して，私とY氏は「対になる」。このような身体的物体を介した内的経験の連合を，フッサールは特に「対になること，対化 Paarung」という。「親しみ」をもって呼ぶということが，付帯現前化されている。

　例1でも，私と犬を避ける他者とは「対になって」「対化」して，「犬が噛むかもしれないと思って，犬を怖がっている」という内容が他者の振る舞いに付随して経験される，付帯現前化されている。

　物体的身体の振る舞いという知覚は，私に他者の「心」の内容を間接的に呈示する。これは直接的なものではないので，フッサールは付帯現前化だという。「対化」という連合によって他者の「心」の内容が間接的に呈示されるが，その付帯現前化された内容は私には完全に明瞭に現れない。完全にはならない。そして，同じ「付帯現前化」といっても，

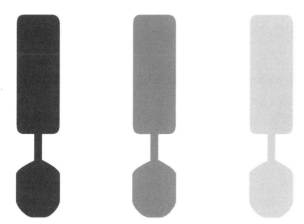

図 15-1　サリー－アン課題

木造長屋の玄関の「付帯現前化」とは違って，実際に電車を降りて確かめることができないという点で異なっている。

3)「サリー－アン課題」における第二段階，付帯現前化，対化

「サリー－アン課題」では，付帯現前化や対化はどうなっているのだろうか（図 15-1）。

被験者である子どもは，再び戻って来たサリー人形の内的世界をたずねられる。「サリー人形はビー玉を見つけるためにどこを探しますか」と。第一段階でそれぞれのエピソードから行動の意味は理解される。

さらに第二段階で，サリーが自分の宝物であるビー玉をバスケットのなかに入れたという外的行動のエピソードから，そこで付帯現前化されるのは，「サリーはビー玉がバスケットのなかに入っていると考えている」という内的経験である。

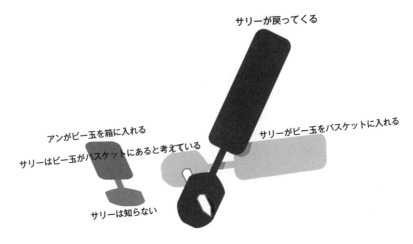

図 15-2　サリー－アン課題の結果

　子どもは，サリー人形と「対になる」。そして，付帯現前化された内的経験，対化された内的経験をサリー人形に帰する。

　その次に，アンがそのビー玉を箱に移した，そして，この箱に移したというエピソードをサリーは知らないというエピソードがある。子どもは，サリー人形と対化し，サリー人形が不在だったことから，サリー人形に関して，このエピソードから付帯現前化される内容はないと，考えなければならない。

　これらのエピソードと付帯現前化される内的経験から，「サリーはビー玉がバスケットのなかに入っていると考えている」という最初に付帯現前化された内的経験に変更を加えず，そのまま保持しなければならない。

　これらによって付帯現前化された内的経験，「考え」をサリーを軸としてつなぎ合わせなければならない。あたかも，焼き鳥で，肉やネギを竹串で刺し，「焼き鳥」串として仕上げるかのように，つないでいく（図 15-2）。

　このとき，「アンがビー玉を箱に入れる」というエピソードがあるが，

それに対応する付帯現前化される内的経験は，空白であるか，「サリーは知らない」ということになる。したがって，このエピソードと対応する内的経験の札は，サリーの自我の串に刺す必要はないことになる。

「サリーが戻ってくる」というエピソードがあり，そのときに付帯現前化される内的経験が問われる。付帯現前化される内的経験は，前の段階の内的経験がそのまま維持されることになる。自我の串で内的経験がバラバラにならず，その一貫性も保たれる。そして，解答は「サリーはビー玉がバスケットのなかにあると考えている」ということになる。

4) 第三段階，内的経験の連続化

例1では，人に連れられて散歩している犬を避ける人があって，それを「私」が見る。この人は見知らぬ人であったとする。その人にまつわる過去のエピソードもない。したがって，その人の内的経験もその場かぎりのものとなる。

例3の「サリー–アン課題」では，もう少し事情が異なっている。エピソードが三つあり，それぞれにたいして付帯現前化される内的経験がある。特に2番目のエピソードをサリーが知らないということがポイントをなしている。三つのエピソードとそれぞれに付帯現前化される内的経験を連続的につなぎ合わせなければならない。

例1がその瞬間のみの対化であったのにたいし，例3は，三つの時間における対化の連続的なつながりが問題となっている。

例2では，知人のY氏が向こうからニコニコして手を振るのを私が見る。Y氏は知人である。「親しみ」をもって呼んでいるという対化がなされる。しかし，さらに「コーヒー好きのY氏は，コーヒーショップに誘うつもりではないか」と私は思ったりするかもしれない。

連合の一種である「対化」では，連合が行われる。連合によってその瞬間の他者の内的な考えや感情が受動的に意識される。その他者の内的なものが，対化で連合的に呼び起こされ，今の他者の振る舞いと関連づ

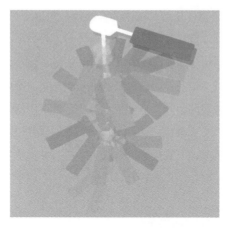

図 15-3　当面の対化

けられる。そのつどの内的経験が付帯現前化される。「親しみ」をもって呼んでいると付帯現前化をともなって知覚される。

既知の他者では、それだけでは収まらない。これまでにその他者をめぐって、関連づけられているエピソードやそれにまつわる内的経験が、連合的に呼び覚まされる。芋掘りで一つの芋を探り当てれば、芋づる式に多くの芋が掘り出されるのに似ている。他者の多くのエピソードとそのときの考えや感情、さらに習慣が、つなげられて関連づけられる。

Y氏はコーヒーが好きで、しばしば私をコーヒーを飲みに誘ったことがあるというエピソードが、歴史的に私のなかに沈殿している。Y氏の一群のエピソードは、私にはY氏のコーヒー好きであるという習慣としてとらえられている。今回の手の振り方と、ニコニコしている表情から、連合的に「コーヒー好きのY氏は、コーヒーショップに誘うつもりではないか」と、Y氏の内的世界を直観的に、受動的に思う。これも複合的な対化に属するだろう。

図15-3で示すように、当面は一つのエピソードと、それに連合する現在の付帯現前化される内的経験が呼び覚まされる。いわば、単純な対化が起こる。しかし、その対化には、その他者に関する歴史的エピソー

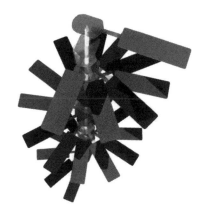

図 15-4　実際の「対化」

ドと，それらのエピソードで付帯現前化された内的経験が，さらに水面下に横たわっている。それらが順繰りに連合的に呼び覚まされる。

既知の他者について起こる対化は，現実にはこのような過去の蓄積をともなったものであるだろう（図 15-4）。

Y氏の振る舞いから複雑な対化，連合の連合とでもいうべきものが起こり，私は反射的に周囲を見回し，コーヒーショップの看板を探すという行動に出るかもしれない。Y氏の言動を先回りして，「こんにちは。久しぶりですね。あの店でコーヒーでもどうですか」と私はいうかもしれない。

3. 他者の内的世界の形成

A. 内的経験のつながり

散歩する犬を避ける例 1 や，例 3 の「サリー−アン課題」でも，そこで問題となっている「心」は時間的に非常に短いものでしかない。短い連続性をもった内的経験でしかない。しかし，例 2 のように，われわれ

が日常生活で出会う人たちにおいて，「心」といっているものは，それなりの長い時間的な流れ，歴史を担った「心」である。

このような「心」ないし内的世界は，どのようにして形成されるのであろうか。

ある特定の他者についてのさまざまな振る舞いのエピソードがあるとする。他者のそれぞれのエピソードには，それぞれの振る舞いのエピソードからそのつど付帯現前化される内的経験が対応する。振る舞いから付帯現前化された内的経験は，他者を軸にまとめ上げられる。他者の自我の串で，つなぎまとめられる。このまとめ上げるための核は，「他者の自我」の自我極と考えられる。これは時間経過から見ると，軸となるだろう。

もろもろのエピソードから付帯現前化された他者の内的経験は，具体的な内容をもっていて，それらは統一性をもっていなければならない。もし，あるエピソードとそれから付帯現前化される内的経験が，その他者のこれまでの内的経験群と矛盾したとしたら，「あの人はこんなことをするはずがない」とわれわれは思うだろう。「私の誤解だろうか」「何か事情でもあるのか」などと思ったりする。その他者の統一性，一貫性に疑問をもつ。それが度重なると，その他者について「人が変わった」と，われわれは結論するだろう。

B.　他者の「心」と習性

他者のエピソードによって付帯現前化された内的経験である他者の主観的考え，感情などは，それらの内容に矛盾がなければ，時間的に繋げられ，統一したものとなる。このような内面の一連のつながりは，他者の内的世界，「心」を作るだろう（図15-5）。具体的な他者の自我を作るだろう。

内的経験が蓄積してゆくと，内的経験に，ある種のパターンがあることが見いだされる。これは他者の振る舞い，あるいは言動などのパター

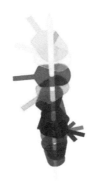

図 15-5　他者の内的世界,「心」

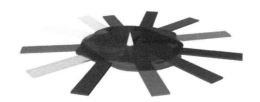

図 15-6　他者の習性

ンではないことに注意しなければならない．振る舞いや言動のパターンとは，もちろん関連するだろうが，付帯現前化された他者の内面の考え方，感情などのパターンをいっている．つまり，他者の内的世界,「心」におけるパターンである．

　このパターンは他者の「習性」ともいえる（図 15-6）．これはやがて，私がとらえるところの他者の「性格」というものになっていく．「彼の性格にはこういうところがある」という他者のとらえ方である．なぜ彼の性格をそういうのだと，根拠を問われれば，「こんなことがあった」と，外的行動のエピソードをあげることになるかもしれない．しかし，他者の「習性」，さらには「性格」は，外的エピソードをなす

振る舞いや言動のパターンとは，異なっている。

　たとえば，「W 氏は頑固である」という性格傾向は，別な人が W 氏について発言していたという可能性もあるが，通常はこれまで自分や他の人が W 氏と関わった外的行動のエピソードから判断することが多い。

4. 自我

　ここで自我についてまとめてみる。

　『デカルト的省察』によれば，極としての自我極は，体験が集まる同一の極としてとらえられる。もろもろの体験がひとつの極でもって，まとめられる。扇のたくさんの骨は，根元に穴を開けた釘でもってまとめられ，バラバラにならないようになっている。この釘である要でもって，扇としてひとつのものになっている。同一の極としての自我極は，ちょうど，この要に当たる。

　静止的に見ると，このような扇の例えでイメージできる。時間経過を加味したばあい，この自我極はむしろ，先ほどの例であげたような焼き鳥の串のようなものでイメージしたほうがよいだろう。

　具体的な自我は，空虚な同一性の極ではない。人間としての自我がもっている習性を備えており，その習性を束ねる核である。哲学ではこのような核を，「基体 hypokeimenon」という。基体を，ラテン語では「substratum, subiectum」という。主語，主観，主体と訳されるsubject と語源を共にしている。「基体」は「基に置かれているもの，基礎にあるもの」で，さまざまな属性の担い手として，その基礎に置かれるものだという。

　習性を束ねる具体的な自我は，その自我独自の「周囲世界」をもっている。その自我独自の個性でもって，「周囲世界」を経験する。私は「周囲世界」をこのように経験するが，既知の他者である B 氏は，「周

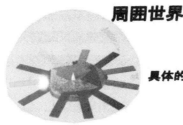

図15-7 具体的自我と「周囲世界」

囲世界」を私とはいくぶん違って，あのように経験するだろう，ということを，私は知っている。

　ミード自身は言及していないが，ミードの用語を用いると，それぞれの他者の「I」はそれに対応する独自の他者の「me」をもっているということになるだろう。たとえば，高校時代の同級生のHは長年大企業で外国相手の営業職をしており，このような行動規範でもって，「周囲世界」を見て，判断する。そして，行動に移す。同じく同級生のKは開業医であり，こういう行動規範と「周囲世界」の見方をもっている。そういうことを私は知っていて，彼らと会うとそれに沿って話をする。それぞれの人はその人独自の「周囲世界」ともいえる「me」をもっていて，それに対してその人独自の「I」でもって，行動する。それぞれ各人の「me」は共通なところもあれば，違うところもある，そういうことを私は知っている。

　具体的な自我は，それぞれ独自の「周囲世界」をもつ（図15-7）。つまり，それ独自に眼前の対象の意味を作り出す。それぞれの自我は，それぞれ独自の「周囲世界」をもっている。そして，その違うことをひとつの自我である私の自我は知っている。

5. 具体的自我とその周囲世界

さて，治療を行う以前のＡは他者について，パターン化した行動を担う「身体的物体」としてはそれなりにとらえていた。他者の行動パターンを読むことはできていた。しかし，具体的自我として，つまり「心」をもった他者としてとらえるのに非常な困難があった。この状態を極限化していえば，「世界」はただ存在していた。したがって，「母親にとって」の「世界」もなければ，「Ａにとって」の「世界」もない。

6. 症例Ａにおける「心」をもった他者の形成

自閉症児Ａに「心」をもった他者が，どのように形づくられるかを一つのエピソードで考察する。治療以前のＡは他者の「心」や「考え」を推測できないか，それが極めて難しい状態にあった。やがて母親も驚く行動をとる。

第17回目に母親が風呂に入っているときに，「チッ，しまった！」といった。このことばを聞いて，Ａは洗面器をとって，風呂の戸を開けて投げ入れた。

母親がこれをわざわざ報告したのは，こういう行動がそれまでのＡではまったく考えられなかったからだ。母親の「チッ，しまった！」ということばをＡは聞いて，母親が風呂のなかで困っているということを知る。

これは論理的に推測するというより，「チッ，しまった！」ということばによって「困っている」という「心」の状態が，Ａのなかに呼び起こされたのだろう。その「困っている」という「心」の状態の所属は，Ａではなく，声の主の母親となっている。前述語レベルではある

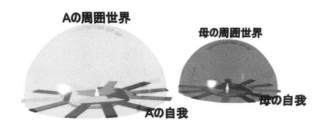

図 15-8　Aによる母親の世界の構築

が,「困っている」の主体は「母親」だ。そしてAは「母親が困っている」と仮想的に経験したと思われる。仮想的に母親の「心」を生きたともいえる。

今度はたぶん能動的に,風呂にいる母親の状況と困っている「心」のなかを推測する。風呂のなかで必要なものが,母親の目の前に欠けていて,それが風呂の外にあるはずだということも推測する。

風呂のところに行き,洗面器を発見する。普段の風呂での行動パターンから,洗面器が必要なのに外にあるということを見てとる。戸を開けて母親に洗面器を投げ入れる。

いきなりこの時点で,Aに母親の主観的経験が可能になったとは考えられない。すでに母親の「内的経験」をすることが少しずつ可能になっていたと考えられる。Aのなかで少しずつ母親の「内的世界」,Aのなかで母親独自の「周囲世界」の構築が進んでいた（図15-8）。

「対化」トレーニングによって,Aは治療者や母親を徐々に,他の「人間としての自我」,他の「人格的自我」,「人格的他者」としてとらえられるようになった。他者独自の「周囲世界」があることがわかってきた。他者が独自の「心」で世界をとらえていることに気づきだした。「Aにとって」の「周囲世界」,「治療者にとって」の「周囲世界」,「母親にとって」の「周囲世界」が徐々に構成されていったと考えられる。

こうして少しずつ母親も他の人格的自我としてとらえられるようにな

り，その内容も豊かなものになりつつあった。つまり，母親の内面のパターン化も進み，母親をその人格的自我の持ち主として，把握しだした。パターン化された母親が，Aとは異なる母親独自の「周囲世界」の構築を行うということも，Aはわかってきていた。つまり，そのこと自体を意識化していないが，母親が「他なる主観」であることをすでに経験できていた。

第16章

二つの「周囲世界」の綜合

1. 他者の「周囲世界」の構成

　Aは他者である「母親」の自我と,「母親」の「周囲世界」がとらえられるようになった。そうすると, Aのなかで, 自分自身から見た「ものごと」と, 母親の「周囲世界」から見た「ものごと」が, 多少の違いはあるが, 同一の「ものごと」だということがわかってきている段階に至る。Aと母親のそれぞれの「周囲世界」の合致と綜合ということが行われている。このテーマについて, フッサールは細かく議論する。先に述べた「対化」のなかに, 実はこのことはすでに含まれていた。

　例1では, 人に連れられて散歩している犬を避ける人があったのを「私」が見る。この基本的な例でも,「私」が見る犬と, 犬を避けている他者が見ているだろう犬が, 同一であるということが含まれている。

　例2では, 知人のY氏が向こうからニコニコして手を振るのを, 私が見る。これまでの付き合いから, 私が街並みで見つけるコーヒーショップと, Y氏も見つけるだろうコーヒーショップが同一であるということが含まれている。

　例3の「サリー-アン課題」では, 最後に子どもに質問する段階で, 被験者である子どもが, サリー人形が自分のものと思っているビー玉と, アンが箱に移し換えたビー玉が, 同一のものであるということが含まれている。

ここには,「私」から見た事物と,「他者」から見た事物とが,同一であるという「合致」と「綜合」という問題が含まれていた。

2. 私による物の知覚と,他者の見方システムによる物の現れとの綜合

『デカルト的省察』(§53)によれば,「対化」あるいは「付帯現前化」には,他者の位置における他者からの「見方システム」がすでに含まれている。フッサールは,他者の位置である「そこから」の「現出体系」といっている。

フッサール全集第39巻『生活世界』の第10章は1927年に書かれ,「多数の周囲世界と一つの真の世界。生活世界的真理の相対性と世界の即自存在」という題が編集者によってつけられている。1927年に書かれたものだが,同じテーマが『デカルト的省察』で扱われていて,少なくとも1929年より後に書かれた。この両方を参考にして,説明する。若干,考え方が変化しているが,後に書かれたものに準拠する。

私がひとりの他者と生き生きした「知覚共同体」のなかにいるとする。私はひとりの他者と一緒にいて,「知覚」についての共同体にあることをすでに知っている。そして,私は「木」を知覚する。そのとき,私の「木」の「知覚」に,彼もその「木」を「知覚」していることを知っていて意識しているので,彼の位置から見たその「木」についての「付帯現前化」が生じる。けっして明瞭な「知覚」に至ることがない受動的な「付帯現前化されたもの」が,私自身の「木」の「知覚」に重なって融合する。

「付帯現前化」は,「知覚」という「現前」を前提としている。「現前」である「知覚」と「付帯現前化されたもの」は融合して,本来的に「知覚」がもつ機能である「共同性」のなかで,働いているとフッサー

ルはいう。

　ここで若干の説明を加えたほうがいいかもしれない。結局は同じことになるが，「対化」あるいは「付帯現前化」には二つの側面がある。

　ひとつは，犬を避ける人の振る舞いを「知覚」することから，その人の心的な内容，「犬を怖がっている」という「付帯現前化」が生じる。このような心的側面の「対化」あるいは「付帯現前化」が起こり，犬を避ける振る舞いの「知覚」にその心的な内容が重なり，融合する。

　もうひとつは，他者の直接的な心的内容についてではない。私はひとりの他者と一緒にいて，「知覚」についての共同体にあることをすでに知っている。そして，私は「木」を知覚する。そのとき，彼もその「木」を「知覚」していることを知っているので，私の「木」の「知覚」に，彼の位置から見たその「木」についての「対化」あるいは「付帯現前化」が生じる。けっして明瞭な「知覚」に至ることがない受動的な「付帯現前化されたもの」が，私自身の「木」の「知覚」に重なって融合する。ただ，これも広い意味で，彼の心的な内容ではある。

3. 私の「周囲世界」と，他者の「周囲世界」との綜合

　フッサールは「木」についてだけいっているが，そのほか「世界」のすべての事物についてもこのことはいえるだろう。

　こうして，他者の見方システムをもとに，私のなかで，彼による「世界」のいろいろな事物の構成がなされる。そして，私は私自身のなかに，彼の「周囲世界」を作り上げる。私が把握する彼の「周囲世界」は，ある面で私自身の「周囲世界」と一致している。しかし，彼の「周囲世界」は異なった側面をもっていることも，私は経験する。両者は区別されて構成される。

　そこから，私の「周囲世界」と，私が把握する彼の「周囲世界」と

の共存と綜合がなされる。

第17章

高機能自閉症の症例 B

　高機能自閉症児にたいする遊戯療法を，約6年，72回にわたって行った。その間に変化した友人関係を通じて，他者の「周囲世界」の綜合という観点から，対人関係能力の発達という問題を検討したい。

1. 症例 B

　本症例は，北谷多樹子，亀井愛，佐粂智絵，山本晃の共同研究による。

　【症例】B，初診時8歳（小学校2年生），男児。
　【主訴】友人との関わり，特にことばのコミュニケーションが難しい。自分からはいうが，相手のことを十分に聞けない。簡単な会話もできるが，相手の気持ちを考えられない。こだわりが激しい。一番になりたいという気持ちが強い。たとえば，登校や競争で，うまくいかないとパニックになる。落ち着きがない。
　【家族構成】両親と3歳年上の兄との4人家族（兄も対人関係が困難のため，別の院生が遊戯療法にあたった。兄は知的にも言語発達も問題なく，アスペルガー障害と考えられた）。
　【生育歴，既往歴および現病歴】
　妊娠中，子宮ポリープから出血し，2ヶ月間，入院し切除した。満期

安産，普通分娩，3,210g であった。混合栄養で哺乳困難もなかった。副耳を糸でくくって取った。離乳も問題なく，運動発達は問題なく，独り歩きは1歳だった。初語は1歳すぎに「ワンワン」といった。人見知りはなく，視線も合いにくかった。夜泣きもなかった。2語文は3歳4ヶ月ごろにあり，4歳でオムツがとれた。4歳時，言葉が遅いため障害者センターに行き，「自閉傾向のある言葉の遅れ」といわれた。遊戯療法を週1回，1年間受けた。3年保育園に通った。小学校入学直前に，TEACCH療育相談室に行き「自閉症」といわれ，月1回通い，当時2年目に入っていた。IQ 80だった。偏食が激しく，生野菜がだめで，マヨネーズが嫌いだった。

【インテーク時診断】

DSM-Ⅳ：Axis Ⅱ 299.00 自閉性障害

2. 治療経過

　大学院生が1対1の遊戯療法を行い，山本がスーパービジョンした。3歳上の兄も対人関係が困難のため，別の院生が遊戯療法にあたった。山本が院生に方針を指示し，院生の交替と方針変更から5つの時期に区分できた。

A. 第1期：通常の遊戯療法

　男子院生が自閉症でない情緒障害の子どもに準じて，約1年間，18回行った。

　たとえば，第4回，「今日も野球！」「僕20本，先生2本」とBはいう。前回の続きで，柔らかいボールとプラスチックのバットで野球をした。院生がホームランになっても「ホームラン！」とBはうれしそうにいう。だが，院生が6本打つと，退屈になったのか「終わり」とやめ

る。さいころ遊びを自分が勝つようにルールを変更しながらする。

　母親からの情報では，耳鼻科，歯科などでネット（動いたり暴れたりする子どもに対し，危険防止のため身体を診療椅子に一時的に固定する）をかけられることなく治療を受けることができ，感覚的なことが我慢できるようになった。勉強についていけず，コミュニケーションをとる遊びが難しい。クラスメイトに，一方的に「おんぶして」と要求したりする。休日に電話して友人が遊びに来てくれたりする。決まったことはできるが話し合って遊ぶということができない。

B．第2期：受容的遊戯療法

　次の男子院生に，Bは勝ちにこだわるので，できるだけ負けてやるようにと，山本が指示し，受容的遊戯療法を約1年間，17回行った。

　たとえば，第21回，「キャッチボールしよう」といって，Bがやり方を説明する。院生がボールを投げて，それを網でキャッチする。うまくいかないと「くそー。なんで」とBは悔しがる。2, 3回交替してやめ，「テニスしよう」という。ジャッジをBが行い，B優位で進む。ポケモンのカードゲームをして，いつものようにB有利にルールを変更し，Bが勝つ。

C．第3期：共感的模倣の開始

　北谷が担当し，山本の提案する共感的模倣を開始する。これは自閉症児の発言や行動を模倣することで，内的世界を共有しやすいように導く方法である。ゲームを通じて共感を伝えるようにし，約1年間，9回行う。

　たとえば，第40回，あらかじめPS2（プレイステーション2）のゲーム『ダンス・ダンス・レボリューション』をセットしていた。北谷が入室すると，シート型コントローラーの上に座っていた。「これやる？」と聞くと，Bは「ダンス」と答えた。かなりうまくできた。だが判定D

に不満そうで，北谷の提案で難易度の低いのを選んだ。ステップを踏んでいるあいだ，「うまい」「よっしゃー」「いやっほう」などと北谷は声かけをした。判定Bに「さっきよりすごいねえ」と褒めるが，Bは「なんだ」と納得できない。普通のコントローラーに変えたらうまくでき，北谷は褒め，判定Sだった。テンポをゆっくりと設定できることがわかり，前回難しくてパニックになった曲をシート型でした。簡単すぎたせいか，褒めても嬉しそうでなかった。「僕のゲームもしよっと」といって，ゲームボーイを取りだし『スーパーマリオ・ハイパー』をした。ゲーム中，北谷は「すごいなー」「ここでうなってるの？」など，できるだけ声かけした。鞄から漫画を取り出し，ぱらぱらと読みながら同時にゲーム『ドラゴンクエスト』も始めた。「うわっ，こいつ，また出て来やがった」などとゲームの説明をしてくれる。終了直前を告げると「ほら見て。パワーがこんなに上がったよ。武器も，これとこれと，ほら。魔法使いは攻撃力があんまり強くないけど，回復呪文が使える」と急に話をたくさん始めた。北谷は「また今度，遊ぼうね」と片付けを手伝わせた。

　母親によると，C君の家によく遊びに行く。C君はBには障害があると知っており，大目に見るというところがある。カードゲームをしたり，公園で遊んだり，自転車に乗ったりする。そのうち，互いの家に行ったり来たりするようになった。他にゲームだけの友だちがもう一人いる。

D. 第4期：本格的な共感的模倣

　亀井が約1年半，15回担当した。本格的な共感的模倣ができた。第45回よりゲームボーイのソフトがテレビ画面でできるゲームキューブを導入した。これでゲーム世界が共有され，共感的模倣がさらに進んだ。

　たとえば，第47回，母親が来ないうちにBが入室してテレビの前

に座り，ゲームの準備をしながら「今日のは最新版ゲームだぞ」という。亀井が「最新版ゲーム？　もってきたの？」と聞くと「おぅ。これはなぁ，俺はなぁ，今一番のお気に入りなんだ！」という。亀井が隣に座ると，「これはな，はっきりいって最新版だぞ」とBはいう。「これ最新版かぁ。これってマリオ？」と聞くと「これはルイージ！」という。そのうち，ファシリテーションボールの上に身体を乗せてゆらゆらと揺らしながらゲームを続けるので，亀井も同じ色のボールで同じようにする。こちらを見てボールの上で跳ねるので，亀井も真似て跳ねる。しばらくして，「これはな，いろんな場面がある。ここはちょっと難しい」という。音楽も不気味になり，「しくじった」という。亀井も「しくじった」という。しばらく続け，突然，鞄のソフトを取り出す。亀井が「次は何をするのかなあ？」と，2, 3回いって見ていると，Bが「次は何かなぁ？」という。亀井も「次は何かなぁ？」というと，「始まってからのお楽しみ！」とBはいう。いつものショートゲームがたくさん入ったソフトで，いつものように質問したり，褒めたり，模倣したりしながら見る。

　中学校に入学し，Bが自閉症であることを普通学級で知らせずに1ヶ月間在籍した。別の小学校からの子どももいるので，母親は心配だった。やはりトラブルが絶えなかった。1ヶ月になる直前に大トラブルが発生した。前の子の筆箱がBの鞄に入っていて，盗んだと責められた。周囲も便乗して責め，Bは「盗ってないよ」といい返すくらいだった。パニックになり癇癪を起こし，筆箱をその子に投げつけた。次の日に特殊学級の教師が普通学級で説明した。「コミュニケーションが苦手」「付き合いにくいけれど，嫌いというのではない」という説明だったが，逆にからかう者が増えた。学校が終わると一目散に帰ってきて，お気に入りのビデオを見てストレス発散している。そのうち，最初に喧嘩した相手とは仲良くなった。が，休み時間になると，そちらにも籍のある特殊学級に行く。

母親によると，D，E 君に誘われて，春休みに青年の家に 2 泊 3 日の旅行に行くという。「卒業の記念旅行だ！」と楽しみにしている。50 回目ごろに WISC-Ⅲ で IQ 95 だったと聞く。E 君は親の帰りが遅いと，「今なら，行ける」と B を電話で呼び出す。やはり勝ち負けにこだわり，負けると叫んだり，人のせいにしたりする。

E. 第 5 期：共感的模倣の継続

約 1 年半，共感的模倣の継続を佐桒が計 15 回行った。原学級でうつむいていたらドンと叩かれる。ちょっかいを出され，原学級はしんどい。休憩時間は特殊学級にいて，元気にしている。担任は「トラブルは減っているが，1 日に 1 回くらい涙ぐむ」といっている。違う小学校からの柔道部の F 君も遊びに来てくれ，「あいつはゲームだけは尊敬してる」という。将棋部に入り，週 2 回喜んで行く。部員は 2 人だけで，休まずに行っている。中 2 の正月に中 1 の部員から年賀状が来た。「強くなれ」と書いてあった。次の年にはキャプテンになる。終了とした。

第18章

ヘーゲルの『精神現象学』

先ほどから私の「周囲世界」と他者の「周囲世界」を，どのように共存させ，綜合するかということが問題となっている。フッサールはこの論理的手順について，『デカルト的省察』で述べている。実際のところ，合致させ綜合するのはスムーズには行かず，葛藤も生じる。

私の「周囲世界」と他者の「周囲世界」との相互葛藤という問題を「主人と奴隷」というタイトルのもとに，うまく記述しているヘーゲルHegel,G.W.F.『精神現象学』(*Phänomenologie des Geistes.* Joseph Anton Goebhardt, Bamberg und Würzburg, 1807.〔長谷川宏 訳：*精神現象学.* 作品社，東京，1998〕) でもって，さらに「周囲世界」の綜合過程の発達を考察してみる。

ヘーゲルは，単純な意識から他者を意識する意識へと発展し，それが共同体を意識する意識に発展する様を書いている。「社会性の意識」ともいわれている相互主観性が発展して，単純な相互主観性がまさに本物の「社会性の意識」になることと，軌を一にしている。

1. 『精神現象学』との関連

『精神現象学』における精神の発達過程について，ごく簡単に述べる。

まず，この「人」として「自我」と，この「もの」として「対象」が
ある。単純な「感覚的確信」から，次には一般的なものをとらえる「知
覚」の段階へ至る。ただ，一般的なものをとらえるには言語を中心とす
る「社会行為的普遍性」が必要となる。ヘーゲルの議論では，「知覚」
にはどうしても，「社会行為的普遍性」をもっていることが前提とされ
る。「知覚」はさらに一般理念の形にまとめる「理解力」になる。「理解
力」がさらに自分自身の内面へと向かうと，「自己意識」となる。

「自己意識」では自我が自分自身でそのまま存在すると同時に，自我
が対象として一種の「他」として存在するようになる。一般的な対象と
対象としての自我が同じように，対象としてあることがわかる。そし
て，対象としての自我が統一的にとらえられ，自我の自己同一性が確保
される。この自我は特殊なあり方をする。自我は他を知る段階にとどま
らず，自分を知るという段階へと至る。自分自身を知るということで，
「自己意識」は自分へと還ってくる。ヘーゲルによると，ここで次の段
階である「生命」となる。そこでは，「自己意識」はさまざまな区別が
無限運動のなかで統一されることを自覚した統一体となっている。

だがまだ，「生命」はまだこの統一を自覚するには至っていない。そ
して，興味深いことにここで「生命」は，周囲に目をやる。すると，
「生命」は自分以外に，人間である「類」として存在する他の意識があ
ることを知る。すなわち，物ではない他の存在が意識をもっていること
を知る。すると，いまの表現でいうと，ここで「心の理論」が登場す
る。先でさらに進むので，これを第一段階の「脱中心化」ということに
する。

| A. 第 1 期

Ｂも「心の理論」の発達における障害は否めない。友人との関わりが
難しく，母親も相手の気持ちが考えられないといっている。Ｂは友人を
求め，決まったことはできる。しかし，友人と話し合って遊べず，コ

ミュニケーションをとるのが難しい。Bは相手を負かして勝ちたがり，自分が負けると悔しがる。

　ヘーゲルのいうように，「自己意識」は，自立した「生命」として現れる他の存在をなきものにする。その他の存在を抹殺する「欲望」を充足しようとする。しかし，残念ながら「自己意識」は他の存在が自立したものであることを思い知らされることになる。「自己意識」は対象をなきものにできない。他の存在をなきものにしようとする「欲望」は引き続き継続される。そして，「自己意識」はなきものにすべき対象を心のなかで再生産しつづける。

｜B.　第2期

　相変わらず，Bが勝ちにこだわる。スーパーバイザーの指示で，院生が負けてやるようにする。つまり，院生が「自己否定」するという受容的接近に変えた。こうした接近に対応したのか，運動会も楽しめるようになった。ある意味で，やっと院生とともに「われわれ」という関係になったと思われる。

　ヘーゲルによれば，「自己意識」は自立した対象がこちらを充足するようにする。それは，対象自身が自己否定をするという意味である。つまり，相手が自分自身の思いを否定して，こちらに対して考えを全面的に肯定して，その態度のなかで自らを開くようなあり方でなければならない。この段階では，自立した対象である向こうが全面的に心を開いてくれる関係になる。この段階ではまだ，充分に相互的ではない。ヘーゲルによれば，ここに至って，自我は他の「自己意識」のなかでしか己の満足が得られないことを思い知る。我が「われわれ」とならざるをえなくなる。

　Bも遊び相手がいないと，やっていけないと思う。こうして，第二段階の「脱中心化」が起こる。

C. 第3期

　自己を意識したばかりの「自己意識」は，まだ充分に相互的でない。ヘーゲルによれば，意識をもってはいるが，相手は物の形をとって存在するだけの意識という上下関係となる。一方，自分は自立した意識である「主人」である。他方は，意識はあるが物としてあり，他に対するだけの存在，つまり「奴隷」である。「奴隷」という存在の意識は，労働して「主人」に資する物を形成し，自分自身を物の形で「主人」に差し出す。

　症例では共感的模倣で共感性を増すようにした。BはBの障害を理解し受け入れるC君と，やっと遊べるようになった。この段階を述べると，Bは未熟な「心の理論」から少し発展し，「主人と奴隷」の関係段階に変化したと思われる。Bの障害を理解し，Bの意向をほぼ受け入れるC君がやっと友人になってくれた。しかし，あくまでBが「主人」で，C君は「奴隷」に留まっているのだろう。

D. 第4期

　ヘーゲルによれば次に，「主人」は思い知ることになる。「奴隷」が労働によって形を与えた物と，「奴隷」の意識が，同じ目の前の「現実の世界」にあることを，「主人」は知る。「主人」は，「主人」のためにこそ「奴隷」はあるだけだとまだ思っているので，この複雑な意識は統一されない。

　「奴隷」は実際に「現実の世界」に物を作る。その意味で，ヘーゲルの理想とするところの「意識を世界へ実現する」という意味で，「奴隷」の方が勝っている。やがてこの事実を「主人」は思い知らされる。それと同時に，「主人」は自分が情けないことに，「奴隷」の作るものに依存しているのを知らざるをえない。

　こうした痛い事実から，「主人」の意識は「奴隷」の自我の立場からも世界を見ることを学ばざるをえなくなる。「主人」は優越的な見方を

捨てなければならなくなる。こうして次の段階の脱中心化である第三段階の「脱中心化」が起こる。ここでヘーゲルのいうところの「思考する自由な自己意識」になる。

　症例では，仲良し2人と2泊3日で卒業旅行に行った。中学に入学してトラブルを起こしたが，喧嘩相手とも仲良くなった。おそらくBは，自分自身が優越的な「主人」で，他のクラスメイトは「奴隷」であるという見方を捨てだしたのだろう。

E. 第5期

　Bは友人に「あいつはゲームだけは尊敬している」といわれた。友人からも友人として認められるようになってきた。少しずつ対等の関係で，友人関係を結べるようになった。

　高機能自閉症児の友人関係の変化を通じて，対人関係能力の発達について述べた。ヘーゲルの『精神現象学』の論述を参考に，「脱中心化」の諸段階を，症例の具体的なエピソードと関連づけた。健常児ではスムーズに行われるものが，自閉症児ではそうでないことがわかる。

第19章

「共通の世界」

1. 共通の世界

　主観としての他者，他者の「周囲世界」がとらえられるようになる。それを順次行えば，1から2，2から3，3から4とだんだん多数の他者がとらえられるようになる。

　そうすると，これらの他者の自我，多くの他者の「周囲世界」がとらえられるようになると，これらの「周囲世界」を綜合した高次の相互主観性が問題となってくる。そして，それらの「周囲世界」を綜合した「共通の世界」が登場する（図19-1）。

　現実認識がそれほど強固でない子どもでもそれなりに把握できている。自閉症の症例を見てゆくと，この「共通の世界」がそう簡単に構築されないように思われる。

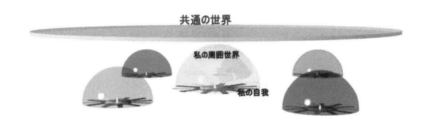

図19-1　「共通の世界」の構築

たとえば，保育園でK君はいつもM君にやりこめられ，泣かされている。そのように，日頃の遊びからN君は知っている。そして，K君のいっていることやウルトラマンに変身しようとする行動から，N君は知っている。「K君は『いつか，ウルトラマンに変身して，M君をやり込めようと考えている』と思っている」と。

N君はK君の半ば「空想世界」であるものを含めた「周囲世界」をそれなりに把握している。しかし，K君のウルトラマンへの変身が不可能であることも，N君は「共通の世界」についての認識から知っている。また，K君自身もウルトラマンへの変身が単なる願望であり，それが不可能なことを知っている。

現実認識がそれほど強固でない子どもでもいえる。N君は，保育園での現実の世界，「共通の世界」があることも知っている。K君も同様に「共通の世界」について知っている。

自閉症の症例を見てゆくと，この「共通の世界」がそう簡単に構築されないように思われる。

2. 経験が相互主観的に「仮象」になるとき

ここのところをもう少し細かく見てゆく。

『デカルト的省察』（§52）では，他者経験を充足し確認していく歩みは，新たな「付帯現前化」が綜合的かつ同調的に経過することによってのみ生ずることができると，いっている。

先ほど触れたフッサール全集第39巻『生活世界』の第10章で，フッサールは相互主観的な訂正過程について興味深いことを述べている。つまり，「周囲世界」の綜合過程において，うまくいかない場合のことである。つぎのように書かれている。

個々の人びととコミュニケーションしている共同体は，「周囲世界」

第 19 章　「共通の世界」　263

へ関係することによって，「世界」へ関係している。経験認識の関係や実践的な関係は，たいていは「同調 Einstimmigkeit」に行く。しかしまた，「非同調」という形にも行き，同調させて綜合するという意図がへし折られることもある。基本的に「周囲世界」は相対的に「同調」しながら，真の存在へと近づこうとする。が，途中で真の存在を幾度となく当て損なう。

　さらに，「世界」の事物について，私の「知覚」と，他者の「思い浮かべられたもの（準現在化されたもの）」とが，「同一性綜合」に至らないという場合もある。たとえば，同一の事物について，私の「知覚」と，他者の発言などから理解される他者の「思い浮かべられたもの（準現在化されたもの）」とが「合致」せず，「同一性綜合」に至らないこともあるだろう。

　私によって「存在すると意識されたものの確実性」が，他者によって指示される「他のものの存在確実性」と「争い」，協調しないかもしれない。このとき，一方で私自身による「存在すると意識されたものの確実性」が揺らぐかもしれない。あるいは反対に，他者によって指示される「他のものの存在確実性」を受け入れず，それを破棄するかもしれない。

　すると，後者の場合には「他のものの存在確実性」は，だんだんと不確実になる。不確実性から，疑念性，推定性に至り，さらには無効性に至ることもある。こうして，他のものの存在が，無効な存在，非存在という様態を私から受けるとき，他者による事物の「現れ」は「仮象」だということになる。

　例 2 で，手を振っているのは Y 氏だと思っていたが，似た別の人で，私の近くにいる人に手を振っているだけだったということもあるだろう。これまでの Y 氏との付き合いから連合され「対化」された「心的内容」，「コーヒーを一緒に飲みに行く」は破棄される。

　他者の振る舞いと，それによって「対化」あるいは「付帯現前化」さ

れる他者の「心的内容」は，「同調」していなければならない。ある振る舞いと次の振る舞いが，もし「同調」せず一致しないときには，他者であると思っていたが，マネキン人形に過ぎないと訂正され，他者の身体であるということが否定される。他者の身体に見えただけのものということになる。

3.「共通の世界」を構成する妨げ

　フッサールは，例を「木」の知覚にとって，ひとりの他者の「付帯現前化されたもの」と自分自身の「知覚」との「同一性綜合」について述べている。このことは例としてあげられている「木」の知覚だけではなく，一般の事物に対しても同様に成立すると考えられる。たとえば，ある「木」の「知覚」から，その隣の「木」へと拡大できる。あるいは「木」のそばの「石ころ」についても，同様に妥当する。このことをどんどん拡大していけば，「森全体」に至っても，他者の「付帯現前化されたもの」との「同一性綜合」が可能となる。

　「世界」は無限に近いもろもろの事物の集まりから成立している。無限の事物からなる「世界」についても，個々の事物に関して，自分自身の「知覚」と，ある他者の「思い浮かべられたもの（準現前化されたもの）」との「同一性綜合」の成立も同様に説明される。こうなれば，特定の他者の「知覚」との「同一性綜合」が，他者にとっての「世界」全体の事物，つまり他者の「周囲世界」について可能となる。

　ひとりの他者について成立したが，このことは，また，別の他者にも成立する。別の他者にとっての「世界」の事物にも成立する。とすれば，このプロセスを繰り返せば，他の無限の他者についても同様に成立することになる。

　したがって，この綜合過程の積み重ねによって，私の「周囲世界」

と，他者の「周囲世界」との「同一性綜合」が可能となる。それだけでなく，同等の過程がもろもろの多くの他者の「周囲世界」との綜合でも繰り返されるだろう。

しかし，もしなんらかの理由でこれが妨げられると，他者の「周囲世界」から導きだされる事物は「仮象」とされ，私の「周囲世界」へと綜合されない。このことが頻繁に起こると，他者たちとの協同で可能となる「共通の世界」の構成が不完全なものとなる。つまり，私は勝手に「共通の世界」と思っているが，実際にはひとりよがりな「共通の世界」を構成することになる。実際には多くの他者にとっては妥当しない不完全な「共通の世界」を所持することになる。

4. 感覚過敏による「共通の世界」の構成破綻

A. 「同一性綜合」の問題

世界の事物は実際に完全に同一ということは，あまりない。双方が同一だといっても，実際にはわずかな差異があるだろう。他の多くの人びととはわずかな差異にこだわらずに，あるいは見分けられず，双方の物事を同一と考えて，「同一性綜合」が可能となる。

自閉症児・者では感覚過敏があり，そこで見いだされるわずかな差異にこだわると，当然のことながら，「同一性綜合」が妨げられる。

「同一性綜合」が妨げられると，まず，世界の物事の秩序が整理しにくくなる。細かな差異を無視して，「同一性綜合」ができるからこそ，もろもろの物事のある種のパターンが見いだされる。先に引用したように，バンポラードの患者，4歳のときにカナーによって自閉症と診断されたジェリーもいっているが，物事が混沌としていて，訳がわからないという。このことがおそらく関係しているのだろう。

B. 二次の誤信念課題

　バロン-コーエンらは，「サリー-アン課題」で80％の自閉症児が失敗したという結果を出した。この課題は自閉症児では難しく，大多数の者は失敗する。しかし，すべての自閉症児ではない。というのも，20％の自閉症児はこの課題をクリアした。

　バロン-コーエンはその後の研究で，「サリー-アン課題」をパスした自閉症児でも，いわゆる二次の誤信念課題はパスしないことを示した。つまり，「『アイスクリーム屋さんは公園にいる』とジョンが思い込んでいると，メアリーは思っている」（が，実際にはメアリーと別れて家に帰る途中で，ジョンはアイスクリーム屋さんに会い，アイスクリーム屋さんが教会のそばに行くことを知っている。しかし，メアリーは二人が出会ったことを知らない）という複雑な二重構造の「心の理論」はパスしない〔Baron-Cohen,S. : The autistic child's theory of mind : A case of specific developmental delay. *Journal of Child Psychology and Psychiatry*, 30, 285-297, 1989.〔高木隆郎・M. ラター・E. ショプラー　編：*自閉症と発達障害研究の進歩 1997/Vol.1 特集 心の理論*（pp.49-60）．日本文化科学社，東京，1996〕〕。

　この実験の結果を考慮に入れると，一部の自閉症児・者も，若干の「心の理論」は簡単なものは可能だが，複雑になると不可能なのだろうか。バロン-コーエンは，自閉症では多かれ少なかれ，「心の理論」の発達に障害ないし遅れが見られるという考えのようだ。

　ボウラー Bowler,D.M. はアスペルガー障害（彼自身はアスペルガー症候群といっている）に対して，「心の理論」を必要とする課題を行わせた〔Bowler,D.M. : 'Theory of mind' in Asperger's syndrome. *Journal of Child Psychology and Psychiatry*, 33, 877-893, 1992.〔高木隆郎・M. ラター・E. ショプラー　編：*自閉症と発達障害研究の進歩 1997/Vol.1 特集 心の理論*（pp.89-104）．日本文化科学社，東京，1996〕〕。

　それぞれ15名のアスペルガー障害の青年（A 群），対人関係障害の

見られる統合失調症の成人（S群），健常の青年（C群）の被験者に対して，「サリー–アン課題」「アイスクリーム屋の課題」を施行した。

その結果，一次の「サリー–アン課題」ではA群93％，S群73％，C群93％であり，二次の「アイスクリーム屋の課題」ではA群73％，S群67％，C群80％であった。したがって，アスペルガー障害でも二次の「心の理論」課題がかなり達成できることがわかった。有意差はないが，統合失調症群のほうが達成率が低かった。

ボウラーは，「心の理論」をもっていることと対人関係障害との関係は，直接的なものではないという。もし，「アイスクリーム屋の課題」を「心の理論」でない論理的推論で解こうとすると，きわめて難しい。おそらく不可能に近いであろう。73％のアスペルガー障害の青年が「アイスクリーム屋の課題」を論理的推論で解いたとはほとんど考えられず，「心の理論」でもって正解したのだろう。しかし，彼らにはやはり対人関係障害がある。

ここで二つの解釈が可能と思われる。一つ目はボウラーの解釈で，そもそも「心の理論」をもっていることと，対人関係障害とは，直接的な関係にあるのではない。

二つ目は，アスペルガー障害の青年たちは，「アイスクリーム屋の課題」を遂行する程度の「心の理論」はもっている。しかし，高次の社会性を形成する段階の「心の理論」はもっていない。この段階を「心の理論」というのは適切ではなく，相互主観性というべきだろう。まだ，相互主観性の発達途上にあるという解釈である。これでいくなら，高次の社会性を形成する段階の相互主観性を明らかにし，アスペルガー障害ではここに問題があると説明できなければならない。

この二つ目の解釈ないし説明を求めて，論を進める。

C. 高次の相互主観性に至るまで

「サリー–アン課題」におけるような「心の理論」が不可能な自閉症

児には，私に所属する「周囲世界」が，そのまま外の世界で，他の自我から見る「周囲世界」は存在していない。他の自我からの「周囲世界」による見方を知らない。自分が世界の中心で，他の人間は自分に役立つロボットのような物体であるとしか見えない。

　自閉症児でよく見られる「クレーン現象」は，この表れだろう。母親も道具としてしか見ていないのだろう。独り遊びを好むのは，他の子どもを自分と同じような人間だということを知らないからだろう。

　そのうち，他の自我も存在するということがとらえられるようになるとする。しかしまだ，他の自我がそれ独自の「周囲世界」をもつということがわからない。自分がもつ「周囲世界」と異なる独自の「周囲世界」を認める段階には達しない。

　周囲の人間と決まりきった会話はできるが，コミュニケーションがとれない。自分の思っていることとちょっとずれると，それを認めず，パニックになる。自分の思った順序どおりでないと，怒る。他の人間を否定し，他の人間を自分に従わせようとする。

　こういう段階では，治療が進展する前の症例Bのように，自分の見方を受けいれてくれる人間としか付き合えない。高機能自閉症児などで，他の子どもとしょっちゅうトラブルを起こすが，自分を全面的に受けいれてくれるクラスメイトとなら，なんとかやっていけるというのはよくある。ある特定のクラスメイトがクラスメイト自身の立場を抑えて，自閉症児に全面的に従い，心を開くという立場に立つときにのみ，人間関係がもてる。自分に奉仕してくれる人間とのみ，付き合える。私が「主人」で，他者を「奴隷」として，従わせようとする。

　さらに発達して，私の「周囲世界」でもって見る外の「世界」と，他の自我がもつ他者独自の「周囲世界」でもって見る外の世界が，多少は異なって見えるが，同一の世界であるのがわかる段階に達したとする。

　しかし，ここである種の自己中心性が働き，私のもつ「周囲世界」から見た外の世界が，他者の「周囲世界」から見る外の世界よりも，優位

第 19 章 「共通の世界」　269

に立っていると思いたがる。ついつい，他者の「周囲世界」を私の「周囲世界」に従属させようとする。

　高機能自閉症児やアスペルガー障害の子どもたちの遊戯療法や日常生活を見ていてよくわかるように，彼らはゲームでの「勝ち」にこだわる。自分がたえず優位に立っていなければならないと考えている。他の子どもが自分より勝っていると，自分の都合のよいようにルールを変更したり，ゲームを拒否するか，パニックになる。

　こういう段階からさらに発達して，自閉症児が他者と人間関係をもちたいと思うようになったとする。そのとき，自閉症児は遊び相手である他者に，自分が依存せざるをえないのがわかる。自閉症児は他者の行為や行動があってはじめて，他者と共存できるのを知る。すると，自閉症児の「周囲世界」から見た外の世界が，他者の「周囲世界」から見る外の世界よりも，つねに優位に立っていると思うのをやめなければならない。治療が進展した後の症例 B のように，他者の立場も認めざるをえなくなる。そうでないと，他者と人間関係を結べない。

　このようにしてはじめて，自閉症児においても自己中心性を捨てはじめた「共通の世界」の構築が始まると考えられる。

第20章

アスペルガー障害の症例 P

　これは，内藤梨香，畑田幸男，佐藤寛，山本晃の共同研究によって行われた。

　発達障害や不登校などの問題を抱えている子どもたちに，山本は学生を家庭に派遣して学習支援活動を行っている。両親と本人の希望のもとに，主治医佐藤より紹介されたアスペルガー障害傾向のある男子児童に対し，1年目は内藤，2年目は畑田が学習支援し，勉強の合間に，「空想遊び」を行うことで，対人関係能力に改善がみられた。

1. 症例 P

　【症例】　P，9歳（小学校4年生），男児。

　【主訴】　算数は好きだが，科目の成績にばらつきがある。対人関係の本質が見えず，学校などで困難を来している。喧嘩や作り話が多い。

　【生育歴および現病歴】

　父親が40歳，母親が37歳のときの子どもだった。妊娠中異常はなく，1週間遅れて帝王切開で出産し，出生時体重は4,200gだった。母乳で育て，1歳で離乳した。後述する手足の障害によるもの以外，運動発達，日常生活行動に遅れはなかった。1歳のときに「マンマ」などと

いった。乳幼児検診でも精神発達の遅れは指摘されなかった。

　また，1歳で両足の内反足のために手術し，左手・指の先天的障害のために3歳までに三度手術したが，外見上，わかる障害が残った。2歳ごろより年に2回くらい意識消失発作があり，小児科でバルプロ酸など投薬を受けていた。同胞はいない。

　2年保育の幼稚園に通った。母親の話では，友人と関わり，ハム太郎ごっこ，ママゴトの父親役などもでき，5〜10人の友だちを選んで代わる代わるに遊んだ。興味はタイガース，ウルトラマン，ハム太郎など，多彩だった。しかし，本人は「幼稚園は戦いの場だ！」といっていたらしい。母親が迎えに行くと，鼻血を出していたこともある。本人は手が出るようになり，「問題児」といわれた。母親は周囲のやんちゃな子どもたちのせいだと思った。男子が怖いといって，女子と遊んだりした。幼稚園にいわれて，母親が市の相談室に連れて行き，心理士は「園の問題だ」といった。

　小学校入学後，クラスメイトに左手について尋ねられ，担任教師に説明を頼んでから，いじめが始まった。母親によれば，やんちゃな子どもたちに本人が対応できず，担任の対応も不十分なため，しばしば手が出た。学校側は「問題児だ！」ということで，小1の12月に学校に勧められ，児童精神科を受診した。受診後まもなくのWISC-IIIで全IQ 78，言語性IQ 94，動作性IQ 64で，下位得点にも非常にバラツキのあるプロフィールだった。主治医佐藤は，十数年に渡る児童精神科の経験から，アスペルガー障害の中核群ではないが，辺縁に位置する症例と考えた。この診断名は告げず，「対人関係に問題がある障害」ということで，月1回，症状悪化をチェックしながら，母子の経過観察を行い，投薬なしで，積極的な精神療法的介入は約7年後に転勤するまで必要性が少ないと判断し，行わなかった。

　小2になっても問題が続き，小3の夏休み明けから，いじめを我慢せずに，自分の意見をいうようになった。小4になって，算数はできるが

第20章　アスペルガー障害の症例P　273

図形や文章題が苦手で，国語の作文や漢字も苦手だった。学生の発達障害の勉強のため，山本が佐藤に学習支援を求めるケースの紹介を依頼した。学生であった内藤が学習支援を開始した。このころは，不登校気味で，週に1日くらい休むことが続いていた。

【診断について】

1）明らかにあると考えられる対人関係能力の発達の障害

2）言語発達などに遅れがないこと

3）佐藤の長年の臨床経験からくる診断上の位置づけ

4）母親に生育歴をたずねると，興味の範囲が多彩であったが，強固なこだわりに関しては聞けなかった。しかし，学習支援活動中，特に2年目に著しい固定した遊びへのこだわりがあった。山本は学習支援活動を約20年間以上，毎年5〜10例，学生にさせているが，このようなこだわりは神経症的不登校ではまずありえないし，ADHDやLD症例でもない。このような固定した遊びへのこだわりは，院生が行っている遊戯療法などで，DSM-Ⅳでいう自閉性障害の諸症例で頻繁に見られる同一の遊びへの固執であった。

5）主訴や経過中に見られるが，空想と現実との区別の曖昧さ（Lempp,R.）

6）傍証的には，WISCでのバラツキのあるプロフィール

以上のことから，無理をすれば「アスペルガー障害」ともいえる。が，少なくともDSM-Ⅳでいう「分類不能の広汎性発達障害」と考えられる。

2. 経過

　週に1回，2時間の学習支援で，漢字ドリルや宿題のサポートをした。集中力が続かないので，合間に遊びを入れることにした。

　第2回，近所であった祭りの話をしてくれた。最初は祭りの情景を普通に話していた。近くの橋を山車が通ったというところで，山車が橋の欄干にぶつかり，倒れて，けが人が出たということになった。内藤はテレビや新聞でそのような話は出ていなかったので，おかしいと思ったが，そのまま聞いていた。ゼミでの内藤の報告で，山本はおそらく空想と現実の区別がつかないのだろうと，説明した。

　当初，ゲーム機で野球ゲームをしていたが，第6回に自然発生的に，部屋をドーム野球場に見立てた「空想遊び」をした。内藤は客の設定で，Pはドームの従業員，あるいは内藤にいたずらをする悪役，悪役のいたずらから内藤を助けてくれるヒーロー役をした。以下で「空想遊び」を中心に経過を述べる。「空想遊び」は，ごっこ遊びともいえるが，ほとんど空想で行う。

　第7回では，Pが「7時半から勉強する。空想遊びしよう」というので，「空想遊び」をした。試合前の余興という設定で，2人でジャニーズの音楽に合わせてダンスをした。その後，内藤が観客役で，Pがいろいろな選手役となって，キャッチボールをした。2人とも他人行儀に敬語で話すなど，本格的だった。

　第8回，前回のように，内藤が客になり，Pがいろいろな選手役でキャッチボールをした。Pは選手ごとに細かく動きや癖を変える。次に，内藤にバッターの役をさせて，速いボールでデッドボールをし，「跳びかかるのかな〜？」と挑発する。途中で母親がおやつをもってくるが，母親に見られながら遊びに入り込むことはできないらしく，Pは「来ないで」と母親を追い出した。

第20章 アスペルガー障害の症例P 275

第9回，ジャニーズの音楽をかけ，1回目はPが1人でダンスをして，2回目は内藤と2人でダンスをし，ドラマの登場人物の真似などをした。

第10回，Pと2人でダンスもしたが，その後「空想遊び」をする。球場に回転寿司の店がある設定だった。選手役のPが寿司を握って，内藤が食べるという回転寿司ごっこをして遊んだ。

第11回，内藤がアナウンサーやカメラマンの役をするが，ヒーローインタビューで失敗し，Pにいじめられる設定だった。帰り際に玄関で内藤が「カメラマンのこと，許してあげてね」と冗談ぽくいうと，Pは隣にいる母親に向かって「遊びなんだ」といった。

第12回，夏休み明けでしばらくぶりだった。Pが「ストレス解消にはこれ」とキャンディーズの曲をかけ，曲を聞きながらダンスを交えた「空想遊び」をした。9月よりほぼ完全に登校するようになった。

第13回，Pが「あれ，やる？」というので「空想遊び」をする。しかし，遊びがあまり成立しなかった。遊びの途中で母親がおやつをもってくると，Pは内藤に向かって「やめたほうがいい」という。後で訳を聞くと「親だから恥ずかしい。お母さんとは（空想遊び）しない」と答えた。

第14回，家に行くとキャンディーズの曲の替え歌と，それにあわせてPが1週間練習していたというダンスを見せる。『楽しい火曜日』という題名で，学習支援を行う火曜日の楽しさを歌ったものだった。「空想遊び」で，キャッチボールをしたりした。途中で母親が来ると「早く出てって。秘密の遊び」という。

第15回，今までのものと違い，終始，Pが1人でキャンディーズの替え歌とダンスをした。途中で母親が部屋に入って来てもPは平気だった。このあたりから「空想遊び」が一時期なくなった。

第16回，運動会のダンスをキャンディーズの曲にあわせて2人で踊った。また，ゲーム機で戦闘ゲームをした。最初はチームでの協力戦

で，その後はＰと内藤との対戦格闘形式で行った。チームでする協力戦のときは，内藤の操作するキャラクターを助けたり，技の出し方をおしえてくれたりした。

第17回，ゲーム機での戦闘ゲームもしたが，ほとんどが協力戦形式のサバイバル・ゲームだった。また，Ｐがキャンディーズの曲で運動会のダンスをするが，両親に見られても平気だった。

第18回，クラスメイトから手の障害のことをいわれ，そのため学校を休んでいた。ゲーム機で戦闘ゲームをした。

第19回，普通の隠れん坊と，ゲーム機での戦闘ゲームをした。

第20回，ゲーム機で双六と，隠れん坊をした。

第21回，内藤が訪問すると，てんかん発作を起こしていた。治まった後，勉強して，久しぶりに1回だけ「空想遊び」をした。ゲーム機で双六や電車の運転ゲームをした。

第22回，この日から再登校していた。ゲーム機での戦闘ゲームをした。対戦格闘形式でＰが負け内藤が勝つと，内藤の嫌がるキャラクターが出てくるというゲーム機の設定にして，自分がゲームに負けることを楽しんでいた。

第23回，この日，学校を休んでいた。漢字を書きながら，ほとんど空想と思われる怖い話や好きな女子の話をしていた。戦闘ゲームをした。ほとんど協力戦形式で，最後だけ少し対戦格闘形式をした。

第24回，勉強中にいつものように怖い話やいろいろな話をする。戦闘ゲームでは，対戦格闘形式と協力戦形式とを半分ずつくらいした。

第25回，戦闘ゲームをしたが，対戦格闘形式が主だった。

第26回，対戦格闘形式のシューティングゲームをする。後半に少しだけ協力戦で，協力して建物を破壊する，という遊び方もした。

第27回，Ｐは「夢の中でセブンが助けてくれた」などの話をした。話す内容が，今までは現実として話していそうなことが，夢に移行していると，内藤は感じた。途中で電車の話をしたが，Ｐの空想がたくさん

混じっていることもあり，支離滅裂で理解困難だった。

第28回，対戦格闘形式のシューティングゲームをした。

第29回，最後の回になった。帰りにPが「1回だけかくれんぼしよう」というので，最初は内藤が鬼で，次はPが鬼になってかくれんぼをした。Pが鬼のとき，明らかに内藤を見つけているのに見つけていないふりをして，なんとか時間を引き延ばそうとしていた。

両親と佐藤のたっての希望で，2年目も行った。3ヶ月の空白の後，畑田が5月から1月中旬まで，合計22回行った。

はじめ，クイズ遊びをしていたが，3回目から鬼ごっこになった。そしてそれはチャンバラをともなった鬼ごっこ，テレビの長寿番組『必殺仕事人』を真似たもので，それ以降，恒例となり，毎回，行った。

たとえば，第34回，遊びの時間では前回同様，鬼ごっこをはじめに行うが，途中でPは「前のやつね」と確認してきてチャンバラをする。外が明るかったのでカーテンを閉めるが，Pは「雰囲気が出ないなあ」と不満そうであった。前回にはなかった武器（切れない糸，炎）やリーダー，副リーダー，一般人といったキャラクターも空想して行った。主人公とは異なるキャラクターで行うときは話し方を変えたロールプレイで行う。その間も，畑田が後ろを向いたりすると急に切りかかってくる。

第38回では，「最初は遊んで」とPがいったので，「7時になったら宿題をする」という約束をする。部屋の電気を消して，Pが録音してある『必殺仕事人』のテーマ音楽を流すと，チャンバラが始まる。テーマ音楽が流れているときは，Pは張り切って役になりきり，2人でチャンバラを行う。テーマ音楽ではない平凡な音楽が流れると，時代劇のいろいろなキャラクターを交えたロールプレイをする。

Pは「いやー大変だった」という。畑田が「どうかしたんですか？」と聞くと，「（奉行所の）田中様に（お金を）半分取られましたよ」と答える。「それはお気の毒に……」と畑田がいうと，「今から取り返しに行

きましょう」ということになる。

　7時になると約束どおり宿題を始めた。

　8時になり，Pは部屋を暗くして例のテーマ音楽を流す。これはもちろんチャンバラをする合図で，もう一度チャンバラを行う。Pは「あっちに行って目をつぶって」といいながらソファやドアに隠れる。畑田が後ろを振り向くと刺してくる。武器もいつの間にか毒ガスが追加されていた。トイレまで畑田を連れて行き，「そこは毒の沼」という。畑田が斬りかかると「効かない」といって無効化する。

　途中で父親が帰ってきて終了する。父親に「何をしている？」と聞かれると，Pは慌てて片づけをしながら「ふざけてた」と答える。

　2年目終了後，約3年間，情報が途絶えたが，中2の終わりに突然，母親から山本に電話があった。進学を控えて，家庭教師についての相談だった。クラスや家庭での状態を聞いた。クラスでは，誰とでも問題を起こす男子以外とはトラブルは皆無になっていた。発達障害ということを特に考えなくてもよいのではないか，通常の家庭教師でよいのではないかと，アドバイスした。

第21章

レンプの隣接実在

　レンプ Lempp,R. は『自分自身をみる能力の喪失について－統合失調症と自閉症の発達心理学による説明－』(*Vom Verlust der Fähigkeit, sich selbst zu betrachten. Eine entwicklungspsychologische Erklärung der Schizophrenie und des Autismus.* Verlag Hans Huber, Bern Göttingen Toronto, 1992.［高梨愛子・山本晃 訳，星和書店，東京，2005］）で，発達段階の子どもで，個人的な半分現実で，半分空想の世界を「隣接実在 Nebenrealität」と呼び，共通の世界を「共通の実在 gemeinsame Realität」と呼んだ（翻訳本では，Realität を「現実」と訳した。精神分析では，Realitätsprinzip を「現実原則」と訳している。それと似たように，レンプの説明ニュアンスは「現実」に近い。しかし，ここでは哲学での訳語と一致させて「実在」と訳す）。

　上記の症例 P について，レンプの「隣接実在」の考えでもって説明したい。だが，この概念には，「空想」と「実在」との区別という問題が潜んでいる。そのため，「隣接実在」に取り組む前に，「空想世界」について述べる。

　現実の「周囲世界」にもさまざまなものがある。が，「空想世界」にもさまざまなものがある。

1. 私の「空想世界」

まず，私の私的な「空想世界」を取り上げる。現実ではない「仮象」のひとつとして「空想」がある。

たとえば，先に述べた保育園での例を取り上げる。K君はいつもM君にやりこめられ，泣かされている。K君のいっていることやウルトラマンに変身しようとする行動から，N君は，「K君は『いつか，ウルトラマンに変身して，M君をやり込めようと考えている』と思っている」のを，知っている。しかし，N君はウルトラマンに変身することが不可能であることを，親や保育園の先生，友人たちの「周囲世界」をN君なりに綜合した「共通の世界」についての認識から知っている。

N君は，それぞれ友人たちには「空想世界」があって，それらが「仮象」の世界であって，それらを超えた保育園での「現実の世界」，大きなものではないが，「共通の世界」があることも知っている。この区別は子どもでもできるだろう。

また，先生が読んでくれる絵本の物語も，子どもたちは「空想世界」であることを知っている。話としては保育園で話題になるだろうが，その「空想世界」は現実へは混入しない。

このような独自の仮象の「世界」として，「空想世界」はある。その「空想世界」は，「実在の世界」「現実の世界」とは，通常，混同されない。

2. 共通の「空想世界」

フッサールは「知覚」に対する「空想 Phantasie」の問題に関し，1904/5 年冬学期にゲッチンゲンで集中的に講義を行い，それは全集

23巻『空想，像意識，想起』(*Phantasie, Bildbewusstsein, Erinnerung. Zur Phänomenologie der anschaulichen Vergegenwärtigungen.* hrsg. von Marbach,E., Husserliana Bd.XXIII, Martinus Nijhoff, Den Haag, 1980) の100ページ以上の主要部分として，1980年に公刊された。

　その結論によれば，「空想表象」の内容である「ファンタスマ Phantasma」と，「知覚表象」の内容である「感覚 Empfindung」とのあいだには，本来的に違いはない。その違いは「統握様式 Auffassungmodus」にあるという。

　「本来的相違は統握様式にあるが，統握内容にはない。事情に応じて同じ内容が，ひとつは感覚といい，ひとつはファンタスマという」。

　またここで断っておくが，フッサールは，「空想 Phantasie」と「想像 Imagination」を区別している。

　「空想世界」に関して，奇妙なことがあるが，われわれは当たり前のことと思っている。たとえば，演劇を見るばあい，われわれは「感覚」にもとづいて，「知覚」している。しかし，演劇そのものを「現実の世界」だとは思っていない。事後的な判断によるというよりも，そのような「仮象世界 Scheinwelt」「空想世界 Phantasiewelt」として経験している。フッサールは全集23巻でいっている（Nr.17）。演劇などでは，「感覚感官性 Empfindungssinnlichkeit」をもっているかぎり，「統握 Auffassung」は行われている。が，それは「知覚現象 Wahrnehmungserscheinung」ではない。そこには「信念 Glaube」が欠けていて，「現実性性格 Wirklichkeitscharakter」が欠けている，と。

　このような「空想」を，フッサールは「感受的空想 perzeptive Phantasie」という。「Perzeption」は，ふつう，「知覚」と訳されるが，フッサールは，「知覚 Wahrnehmung」と，「Perzeption」を区別している。「Perzeption」をとりあえず，「感受」と訳す。ここで受けとめられている「感覚」を，「感受的感覚 perzeptive Empfindung」と名づけている。

演劇などで見られるものは，通常の意味で，「世界」の出来事ではない。通常の意味での「実在」ではない。したがって，「感覚 Empfindung」があるからといって，必ずしも「知覚 Wahrnehmung」があるということにはならない。

この事実を先ほどの他者との「木」の知覚について適用する。役者や舞台上の小道具を私や隣の観客は見ている。そこで演じられている劇を，隣や前の観客と共有している。その意味で「相互主観的世界」を共有している。ただし，フッサールのいうように，「感受的感覚」をそれぞれが所有するが，「仮象世界」として見ている。劇を見て泣き笑いもする。しかし，誰も「現実の世界」の出来事とは思っていないのを，私は知っている。いわば「共通の空想世界」「相互主観的空想世界」がそこにあることになる。

遊びの世界について考えてみる。ごっこ遊びについて考えてみる。たとえば，AとBとCがままごと遊びをしているとする。Aはお父さん役，Bはお母さん役，Cは子どもの役をする。ダンボール箱をお膳に見立てて，おもちゃの食器などをその上に置いている。食事中に見立てている。いろいろとやり取りをする。3人は「共通の空想世界」にいる。ダンボール箱を「ダンボール箱」として見るばあいは，「知覚 Wahrnehmung」であろう。しかし，「空想世界」のなかにいて，ダンボール箱を「お膳」として見るばあいは，「感受 Perzeption」が行われている。

遊びの世界がつねに「空想世界」かというと，そうでもない。たとえば，数人の子どもたちがかくれんぼをしている。かくれんぼの鬼といっても，その子に対して鬼の「空想」をする必要はない。役割としての鬼にしかすぎない。この子どもたちには，「空想」はないだろう。遊びではあるが，「仮象」ではない。

ゲームのばあいはどうなっているのか。たとえば，野球の好きなもの同士で草野球の試合をする。野球のルールにしたがって，ゲームが行わ

れる。ゲームの世界は「共通のもの」となっている。その野球ゲームの世界は「実在ではないもの」「仮象」「空想」でなりたっているのではない。少人数にとってではあるが，現実の「共通の世界」となっている。

　演劇やごっこ遊びのように，自分でないものになって行う遊びが，「仮象世界」「空想世界」をもつのだろう。

3. 像意識

　つぎに「テレビ」について考えてみたい。テレビの画面に映る画像は，なんらかの事物の「像」である。実際の事物そのものではなく，それの「像」である。テレビについて触れる前に，「像意識」の特徴に触れる。

　フッサールの『イデーンⅠ』（Husserl,E. : *Ideen zu einer reinen Phäno-menologie und phänomenologischen Philosophie. Erstes Buch. Allgemeine Einführung in die reine Phänomenologie,* hrsg. von Biemel,W., Husserliana Bd.Ⅲ, Martinus Nijhoff, Den Haag, 1950. 〔渡辺二郎 訳：*イデーンⅠ-2 純粋現象学と現象学的哲学のための諸構想 第1巻純粋現象学への全般的序論.* みすず書房，東京，1984〕）に，よく知られたデューラーの銅版画『騎士と死と悪魔』について述べた箇所がある。

　「われわれはこの場合まず第一に，正常な知覚 die normale Wahrne-hmung を，区別する。この正常な知覚の相関者は，『一枚の銅版画』というその事物，つまり画集綴じのなかに保存されているこの一枚の版画，である。

　第二にわれわれの区別するのは，黒色の線で描かれた，色艶のない，小さな図案である『馬上の騎士』と『死』と『悪魔』とが，われわれに現出してくるゆえんの，感受的意識 das perzeptive Bewußtsein である。これらの図案に対し，われわれは，美的鑑賞の際には，客観と

して配意しているのではない。われわれが配意しているのは，『像において』描き出された実在物，もっと正確にいえば，『模写されたところの』実在物，つまり，肉と血を具えた騎士等々である」。

ここで興味深いことがある。「一枚の銅版画」を見ているときには，「知覚 Wahrnehmung」が行われる。しかし，「馬上の騎士」と「死」と「悪魔」を見るときには，「感受 Perzeption」が行われている。

先に触れた 1904 年から 1905 年の冬学期に行われた講義では，子どもの写真が例に出され，それぞれの像に名前がつけられている。1）知覚している物質的な像。灰紫に色あせた写真。2）特定の彩りと型取りによって現出している客観としての像。模写している客観。代表象している客観。これを「像客体 Bildobjekt」（客観と訳すべきかもしれないが，後の関連で客体と訳す）という。写真は子どもを模写している。ここでの「像客体」は子どもの像である。3）模写された客観。代表象された客観。模写した写真は，子どもを模写しており，模写されたものは，子どもである。これを「像主体 Bildsujet」（Subjekt に当たるフランス語 sujet を当てている）という。ここでの「像主体」は子どもに当たる。

このことをテレビ画像に当てはめてみる。テレビニュースで，たとえば，沖縄に上陸した台風の映像，海岸で波風が激しく，樹木が激しくたなびいている映像を見る。ニュースでは「像」を見ている。

まず，画面に映った物質的な「像」を見る。色のついた走査線からなる画像である。その「像」から，荒れている海岸の「像」を見る。これは「像客体」に当たる。画面上にあるだけなので，現在の沖縄の海岸風景を模写していることになる。そして，さらにそのもととなる模写された台風の影響下にある沖縄の海岸を見て取る。これは「像主体」に当たる。

このとき注意したいのは，われわれが「実在世界」のこととして，この映像を見ているということである。

ニュースが終わって，ドラマが始まったとする。同様に，画面に人物

第21章　レンプの隣接実在　285

の映像，周囲の景色が写される。物質的な「像」，それから，人物を模写している「像」を見る。「像客体」である。それをもとに，ドラマの人物「像」を見て取り，ストーリーをたどる。これは「像主体」に当たる。しかし，見て取られた人物やストーリーを，「実在世界」のこととして見ずに，「空想世界」の事柄として見る。

　ニュースもドラマも，同じ液晶画面に映し出された画像なのに，一方は「実在世界」の事柄として見る。もう一方は，はじめから「空想世界」の事柄として見る。先に引用した箇所のように，「空想」と「知覚」，この場合は画像であるが，その違いは「統握様式」にある。一方は「仮象」として統握され，他方は「実在」として統握されている。

　一緒にテレビを見ている家族も同様に，そのように見ていると考えている。一方は「相互主観的実在世界」であり，もう一方は「相互主観的空想世界」に属している。

4.　レンプの「隣接実在」

　レンプの説明を引用する（ただ，脈絡と合わせるため，訳文の一部を書き換えた）。

　「3歳か4歳でもまだ，小さな子どもはたとえばひとつの木片で遊び，遊びのなかでそれをひとりの人間，彼の遊び相手，あるいは彼の子どもにもつくりあげる。この瞬間には木のかけらはまさに生きている人間と同様に生命があり，遊んでいる子どもには彼との関係で負けず劣らず重要である。もしいま，たとえば母親が部屋に入ってきて，子どもにその木のかけらをちょうだいと話しかけたら，子どもはたぶん抗議して『でもこれは木じゃなくて，これはわたしの子どもよ，この子をちょうどお風呂に入れるか，服を着せるところよ』というだろう。また母親に

とってはこの木のかけらが遊んでいる子どもの子どもではなく，まさに木片だということを，すでに子どもはあきらかに知っているので，抗議することなしに木片を即座に母親に渡すこともあるかもしれない。もしそのとき母親がおそらく子どもにとってのこの木片の意味を認識してそれにおなじ意味をあたえるなら，その木のかけらはすぐふたたび子どもにとって生命のある子どもの役割を受けいれるだろう。

このことはしかし，子どもが子どもをとりまく現実にたいして二つのことなった関係を発達させていることを意味している。

われわれはここで『共通の実在』と『隣接実在』を区別する。

子どもの周囲のひとびとが発展させてきてひとびとの行動と振舞いによって子どもに伝達される周囲世界への関係と，子ども自身の周囲世界への関係が十分に合致しているかぎりで，『共通の実在』のもとに周囲世界への関係をわれわれは理解する。木のかけらを木として他のなにでもないとみなすのは，『共通の実在』に相当する。『隣接実在』とは，その子ども自身にのみ通用し，その子どもにとってその子の世界へのひとつのまったく独自な関係であり，『共通の実在』とはあきらかに区別される子どもの関係に相当する。

われわれはこの関係を『隣接実在』と名づける。それによって『隣接実在』が子どもにとって，ともに生活する大人たちと分けあう『共通の実在』とおなじような意味と重要性を，すくなくともはじめのうちは内容としてもっていることを説明するために，空想とか非実在とは名づけない。いやおそらくそれどころか『隣接実在』は，さしあたりいちどは子どもにとってもっと重要な関係次元である。『隣接実在』は子どもによってはじめに構築され形を整えられ，ようやくだんだんと『共通の実在』に抑圧される。子どもが遊んでいるとき——そしてつけくわえるとこのことは子どもたちだけにではなく，大人たちが遊ぶときには大人たちにもあてはまる——彼らは彼らの『隣接実在』のなかに生きている。

そのため大人たちが子どもたちの遊びを真剣にとらずに，空想とか『ただの遊びと』軽んじようとするのはまちがっている」。

5. 「隣接実在」の現象学的位置づけ

「高次の相互主観性」のところで述べたフッサールのいう「共通の世界」は，レンプの「共通の実在」と一致していると考えられる。フッサールのように，細かい議論はしないが，レンプはごく普通にわれわれが経験している事柄をもとに述べている。

フッサールはレンプのいう「隣接実在」に当たるものは触れていない。レンプのいうように，一種の「空想世界」であるだろう。しかし，本人にとっては「実在」の重み，あるいは意味をもっている。

上記の子どもの「木片」を例に考えてみる。母親を代表として，大人を含めた「共通の実在」あるいは「共通の世界」にとっては，それはただの「木片」でしかない。子どもが遊んでいるのは現実である。子どもの遊びは，「共通の世界」から見ても，現実，「実在」に属す。しかし，遊びの内容は，現実ではない。「実在」ではない。「仮象」あるいは「空想」である。レンプによれば，子どもにはそれは「空想」以上の意味をもつ。すなわち，ほぼ「実在」になっている。

ただ，子どもであっても，実のところ，自分の「子ども」の意味をもつ「木片」は，母親の見方を含めた「共通の実在」の立場から見れば，ただの「木片」にすぎないということも知っている。「木片」を「子ども」とみるのは，自分ひとりの見方であって，「共通の実在」の見方ではないと知っている。子どもはこの段階ですでに，両方の見方を身につけている。

子どもはある段階で，子ども自身にとっては実在感があり重要であるが，私的な「空想世界」と，「共通の実在」あるいは「共通の世界」と

を区別できている。そして，両方の世界を行き来できる。レンプは両方の世界の行き来を，「乗りかえ」（原語では Überstieg である。コンラートに由来するこのことばは，通常，「乗り越え」と訳される。レンプでは多少違いがあるので，こう訳した）という。

　子どもや大人の遊びだけではなく，このような事柄は，われわれの日常生活で影響力がある。たとえば，大人の女性が，毎朝，テレビで星占いを見るとする。そして，その内容がその日の行動に影響を及ぼすということはよくある。通常，熱烈な星占い信者でないかぎり，その星占いの内容が「共通の実在」あるいは「共通の世界」に属しているとは考えない。その女性にとっては，「現実の世界」に影響力のある意味深いものかもしれないが，世間の「共通の実在」「共通の世界」にとっては，「空想」のレベルに属するということを，その女性自身も知っている。

　どのように「隣接実在」を位置づければよいのだろうか。「隣接実在」は，本人にとっては「実在」に相当する。しかし，「共通の実在」あるいは「共通の世界」にとっては，「空想」に相当する。そして，当の本人も「共通の実在」あるいは「共通の世界」の見方に立てば，その内容は「空想」といわれても仕方がないことを知っている。暫定的にこのようにいっておく。

　したがって，これを使い分けるには，「共通の世界」の見方に立つことができなければならない。フッサールは高次の相互主観性の成果として，「共通の世界」が得られるとした。相互主観性を前提としてはじめて，「共通の実在」あるいは「共通の世界」と，「隣接実在」の行き来，「乗りかえ」が可能となる。

6. レンプの統合失調症論

　レンプは上記の著書で「隣接実在」を統合失調症に適用する。まず，

正常な子どもの精神発達におけるばあいを述べる。

「一方で共通の実在，他方で個人的な隣接実在という両者の並行した発達は，就学前年齢を超えるまで子どもの精神的発達を特徴づけている。記載された例外をのぞいて隣接実在がもはや表出されないときでもそうである。

二つの実在次元が共存してあるというこの並行性によって，子どもがひとつの次元からもうひとつの次元へ取り替える必然性がでてくる。一片の木片で遊び，この木片にアニミズムの意味で生命をあたえ，彼の遊び相手あるいは彼の子どもにした子どもを描写した。遊びの最中，母親に木片のことで話しかけられたとき，即座あるいはしばらくためらった後，——それかまたすこしいやいや——母親との共通の実在次元に切り替わる，すなわち乗りかえることがはっきりとできるのを，この子どもは示した。

そのようにみるならば，子どもの精神的発達は，ひとつの関係次元から別の関係次元へ交替するなかで，たえず毎日何回もおなじことをくり返す練習を意味している。子どもは乗りかえを練習し，ついにはしかも就学前年齢の比較的ちいさな子どものときにすでに平然とそれを使いこなす。子どもは安定した乗りかえ能力を発達させる。ちなみに『乗りかえ』の概念はコンラートに由来するが，彼は乗りかえの不能を統合失調症のはじまりと関連づけて記述している。

われわれが見てきたように，子どもははじめの数年のあいだに，二つの世界のあいだを行ったり来たり取り替えるのを学ぶ。ひとつは，子どものまわりの人びと，親たち，同胞，友だち，隣人たちとともに体験する世界，しばしば映像メディアのなかでもともに体験する世界である。もうひとつは，自分で考えだした，周囲世界のなかでの事件を越えてさらに変化させた，あるいは遊びで立場を変える世界である。子どもはそのさい，つぎのことがらをおそらくほとんどつねに精確にはっきりと認識している。どちらの実在次元に自分がいるか，子どもが話をしている

大人に自分自身の隣接実在的な考えを解説しなければならないのか，それともまさに大人のものとおなじ体験次元，実在関係にいるので，子どもが話し，行い，表現することを即座にその大人は理解するということから出発できるのかということである」。

「統合失調症」のばあいについて，つぎのようにいう。

「統合失調症とは乗りかえ能力ないしは隣接実在から共通の実在へ復帰する能力の多かれ少なかれ広範な喪失を意味する，とわれわれは確定することができる」と。

それに続けて，説明する。

「この乗りかえ能力の突然ないしは多少なりとも急速な喪失は，必然的につよい感情的な負荷という事態にならざるをえない。ある朝，目覚めて，ともに暮らしこれからもともに暮らしてゆくひとたちともはや相互理解できないということに驚いて気づくということを，想い浮かべるとよい。それはたしかにまだ知っている言語なのだが，あきらかにことば，概念，身振り，表現行動が別の意味をもつようになった。乗りかえ喪失の本人は，彼ひとりが共通の実在への結びつきの次元を離れたのか，それとも彼と共通の次元にもはやいない他のひとびとがいるのか，いやまさに区別できない。本人が自分の位置を知ることができるための定まった立場がここにはない。

子ども時代のなりゆきで獲得され自分のものとなった乗りかえと隣接実在から共通の実在へ復帰する能力は，一時的にかもっと長時間失われることがある。この状態がより長くつづくとき，これをわれわれは統合失調症とよぶ。短時間つづく一時的だけの相応する状態は疑似精神病として切り離される。……

乗りかえ能力を喪失する危険は，あきらかに一群の人たちでは他のひとたちよりおおきい。この関連で亢進した脆弱性ということが話題にされる。そのばあいむろんそれでもって基本的に新しいことはなにもいわれていない。統合失調症という臨床像を引きおこすためにりおおくの

要因がいっしょに作用しうるということが表現されているだけである」。

　「共通の実在」，フッサールの「共通の世界」は，フッサールの議論では，高次の相互主観性の上に成り立つことである。フリスら（Frith,Ch., Corcoran,R. : Exploring 'theory of mind' in people with schizophrenia. *Psychological Medicine*, 26, 521-530, 1996）は，そのもっとも初期の段階の「心の理論」が，「統合失調症」で損なわれていることを示した。「統合失調症」は，相互主観性が損なわれる過程と考えられる。初期段階の「心の理論」で問題があるとしたら，当然，高次の相互主観性でも問題が出てくる。「共通の世界」あるいは「共通の実在」が構成されなくなる。それが失われると，レンプのいうように，「隣接実在」から「共通の実在」へ「乗りかえる」ことができないだろう。

7. レンプの自閉症論

　複雑な問題を含む「統合失調症」には，これ以上，立ち入らず，自閉症の問題へ進む。自閉症，特にカナーの早期幼児自閉症について，レンプはつぎのようにいう。

　「早期幼児自閉症の診断あるいは近い症状をともなう患者における臨床的で実証的な知識と経験を，統合失調症の患者なかんずく青年で経験し議論してきたことと比べると，まったく一連の平行したことが判明する。

　幼児自閉症にたいする根拠のある仮説が結果として生じる。それは幼児自閉症の子どもたちで周囲世界への関係の確立つまり共通の実在への結びつきの構築がはじめから，すなわち産まれてからあるいは早期の小児期以来障害され損なわれているというものである。

　幼児自閉症の場合には隣接実在が優勢かつ主導的なままで，共通の実在は萌芽状態かせいぜい制約された程度でしか生じていない。統合失調

症の発病の場合はたとえあきらかに不安定な共通の実在であるにせよ，すでに構築された共通の実在の喪失という事態になる。これはただし完全に失われることはほとんどなく，生死にかかわる基本的欲求の領域ではきまって共通の実在の残りがたもたれている。統合失調症では共通の実在の喪失が原則的に可逆的とみなさなければならない——これは可逆性という原則的な可能性が患者に使用されもするということではない——。それにたいして共通の実在への結びつきの確立は早期の子ども時代から自閉症的に変化した子どもでは可能でないか，制約されてしか可能でない」。

8. 自閉症では「空想」と「現実」の区別が難しい

　先にテレビニュースとテレビドラマの例をあげた。同じ液晶画面の映像なのに，それを見ている人は，一方を「現実」「実在」と考え，もう一方を「空想」と考える。テレビのばあいは，「像意識」であるが，ここでは簡単にするために，「知覚イメージ」と「空想イメージ」との対比で考える。

　フッサールによれば，「知覚イメージ」と「空想イメージ」とは内容からは原則的に区別できず，「知覚イメージ」ではそのイメージを「現実」「実在」として統握する。「空想イメージ」では，「仮象」として統握する。

　自閉症では「共通の世界」，レンプの用語で「共通の実在」への結びつきの構築が，生まれてからか，早期から障害されている。たとえば，いまなんらかの「イメージ」が得られたとする。それが「現実」「実在」であるか，「仮象」であるかは，「共通の世界」「共通の実在」とつながっているかどうか，「同調」しているかいないかで，判断することになる。自閉症のように，「共通の世界」「共通の実在」の構築が弱い

と，その「イメージ」がそれと関連しているか，「同調」しているかどうかがあやふやになる。「共通の世界」「共通の実在」の構築が脆弱であったら，「現実」「実在」と「空想」との区別ができにくくなる。

　この問題は古くは，ゴールドシュタイン Goldstein,K.（『幻覚論について』Zur Theorie der Halluzinationen. *Archiv für Psychiatrie*, 44, 584-655, 1036-1106, 1908）とヤスパース Jaspers,K.〔『妄覚の分析について（有体性と実在性判断）』*Zur Analyse der Trugwahrnehmungen（Leibhaftigkeit und Realitätsurteil）*, 1911., *Gesammelte Schriften zur Psychopathologie*. Springer, Berlin, 1963.〔藤森英之 訳：*精神病理学研究2*. みすず書房，東京，1971〕〕との「幻覚」を巡る論争とも関連している。

　ゴールドシュタインは，「知覚」と「空想」との区別，現実性判断が，「知覚」と「空想」と外界とのあいだで，これまでに得られた経験にもとづいて判断されるとした。「空想」は現実の「知覚」領野全体と関連しないため，「空想」と判断される。この関連ないし調和の基準にとって，空間的に連続であるという意識が大切である。

　譫妄患者に「幻覚」があるばあい，「幻覚」であるということがわかりにくいのは，連合的な活動が沈滞しているからか，現実的な外界の「知覚」との比較ができにくく，「現実性判断」が弱くなっているからである。

　パラノイア患者を支配している観念があるとき，「幻覚」など，正常者からは異常と思われるようなことも，そのパラノイア患者を支配している観念と馴染みやすいときには，それはあっさりと現実的と見なされる。パラノイア患者の「幻覚」から，逆に，内容的に患者を支配している思考が何であるかがわかる。

　もしそうでないばあい，「幻覚」の内容は「現実性判断」にとって非常に本質的に重要である。そのため病初期に突然に患者に理解しがたい内容の「幻覚」が生じても，内容的に患者の思考と相容れないので，現実と判断されず，まれならず「錯覚」と判断されたりする。

294

　これに対しヤスパースは、「感覚データ」に絶対的な判断基準を置いた。まず、「感覚データ」が「思念」され、「知覚イメージ」の「意味」が生じる。ヤスパースの考えでは、「感覚データ」が与えられ、「作用体験」が生じた段階で、「現実性性格」は与えられている。「感覚データ」が与えられることそのことに、すでに「現実性性格」「有体性」がある。その「知覚イメージ」の「意味」が、周囲のものと関連づけられて、「実在性判断」がなされる。「知覚イメージ」の「意味」と、「知覚」の「実在性判断」が区別されなければならない、とした。「現実性性格」が問題となる「有体性」と、「実在性判断」が問題となる「実在性」とを区別しなければならない。客観的空間と主観的空間とは完全に区別され、「有体的なもの」が現れるのが客観的空間で、「空想イメージ」が現れるのが、主観的空間だという。

　そして、「有体的なもの」として、正常知覚の対象、「真正幻覚」、錯覚など、をあげる。したがって、「真性幻覚」は客観的空間に現れ、感覚にもとづき、「有体的」であるという。この考えはその後の『精神病理学総論』へと引き継がれる。

　レンプの考えをフッサールの議論で補強したが、レンプもフッサールの考えも、ゴールドシュタインにかなり近い。

第22章

症例Pの考察

1. Pの「作り話」

　主訴に「作り話が多い」とあるし，内藤もはじめのころ，そのことを経験した。Pは学校や近所での出来事を話す。今日，そういうことが学校であったのだと，内藤はとった。しかしだんだんと，どう考えても実際にはありえないと思われることが混じってきた。そのうち，現実にあったことなのか，空想でいっているのかわからなくなった。

　「共通の実在」と，Pにとって意味のある空想，つまり「隣接実在」との区別がPにおいて希薄であった。レンプのいうように，「共通の実在」をうまく形成できず，「隣接実在」と区別するのに困難があったといえるだろう。

2. 「空想遊び」の意味

　「空想遊び」は，Pの「隣接実在」のなかへ，学生が入りこみ，両者に共有されるようになる。その相前後には，勉強するという「共通の実在」がある。この学生との勉強という「共通の実在」は，学校の宿題をするなどというように，学校生活という「共通の実在」ともつながっている。勉強の前後に「空想遊び」を入れるが，勉強と遊びというけじめ

をキッチリとつけるように，学生に山本は強調した。

「空想遊び」も勉強も，ともに学生とは共有されている。しかし，一緒に行き来するが，「空想遊び」は2人だけのものであることが自覚されている。それに対して，勉強は学生による学習支援を希望する母親，そして，学校の教師やクラスメイトとも共有されている「共通の実在」であることも自覚される。これはとりもなおさず，レンプのいうように，自閉症圏の子どもたちの苦手な「共通の実在」と「隣接実在」との区別の練習になる。

3. 「共通の実在」と「隣接実在」との区別

そのうちに，第11回，内藤が「空想遊び」のことに触れると，そばにいた母親に「遊びなんだ」といったりした。また，2年目の第38回，「空想遊び」をしているときに帰ってきた父親に，「何をしている？」と聞かれ，慌てて片づけをしながら「ふざけてた」と答えた。これは，父親が自分たちの遊びの世界にまったく関与しておらず，「共通の実在」のところにいる父親には理解不能だということがとっさにわかり，Pが「隣接実在」と「共通の実在」をしっかり区別できるようになったことを示している。

Pのなかでそれぞれの個人がそれぞれの世界をもっているという理解が進み，それぞれの人びとに共有されている「共通の実在」があるということがわかってきた，と考えられる。そしてだんだんと，Pのみの内的世界，Pのみの「隣接実在」，学生との「空想遊び」という共有された「隣接実在」，多くの人に共有される「共通の実在」とが区別されてきた。そして「隣接実在」と「共通の実在」の往き来，レンプのいう「乗りかえ Überstieg」が比較的自由にできるようになった。

その結果，中学2年の終わりには，ほとんどのクラスメートとも仲良

くやっていけるようになったと考えられる。

第23章

同一性綜合が妨げられる他の可能性

　先に，自閉症では「感覚過敏」のために，「同一性綜合」が成立しにくく，「共通の世界」の構築に支障を来すと述べた。

　それを含めて，他者たちの「周囲世界」との「同一性綜合」を妨げられ，「共通の世界」の構築に支障を来する可能性が，とりあえず3通り考えられる。

　1. 感覚過敏による「同一性綜合」の不成立
　2. 自己愛の過剰による他者の「周囲世界」の拒否
　3. 周りの他者が他者自身の「周囲世界」を伝達しない

1の場合はすでに述べた。2と3について簡単に述べてみる。

1. 病的自己愛による「共通の世界」の構成破綻

　「共通の世界」を構成する妨げに戻る。二番目にあげたことを取り上げる。自己愛の過剰によって，他者の「周囲世界」を拒否するために，他者にとっても妥当する「共通の世界」が構成されにくいばあいを考える。

　かつてボーダーライン論が盛んだった。それはパーソナリティ障害

へと引き継がれている。カーンバーグ Kernberg, O. は、中心的な役割を果たした（*Borderline conditions and pathological narcissism.* Jason Aronson, New York, 1975)。ボーダーライン、今でいうパーソナリティ障害においては、病的な自己愛が多かれ少なかれ問題となる。

　このような障害の人たちも、自分の「周囲世界」と他者の「周囲世界」があるのは知っている。しかし、病的な自己愛が強いと、自分の見方、自分の「周囲世界」が絶対的なものになり、他者の立場から見たものの考え、ものの見方を「間違っている」として、認めない。そのために、自分の「周囲世界」を「修正」して、ほんの少しの自分の「間違い」を認めない。

　このようなパーソナリティ障害で問題となるのは、「原始的防衛機制」といわれている。「分裂 spritting」もあるが、それに由来する「投影同一化 projective identification」がここでポイントとなる。

　「投影同一化」では、自分の「悪い bad」部分を「分裂」し、他者に「投影」してしまう。「悪い」事柄を他者由来のものだとすり替えてしまう。他者が「悪い」から、こんな事態になったと思ってしまう。したがって、「悪い」のは他者で、自分はその被害者となってしまう。いくら他者が事態を他者の見方で説明しても、これを受け入れない。そのため、他者の「周囲世界」の存在確実性を否定してしまう。これでは正当な「共通の世界」が構築されず、いつまでも独りよがりな自分だけの「周囲世界」が「正しい」と主張することになる。

　今は自閉症のことを述べているので、これ以上の詳論は控える。

2.　環境による「共通の世界」の構成破綻

　あるいはまた、周りが他者自身の「周囲世界」を伝達しないために、「共通の世界」が構築されにくいことがある。

わかりやすい例はアンデルセン童話にある。『王様の新しい着物』という題名だが，一般的には「裸の王様」といわれている（大畑末吉 訳：完訳アンデルセン童話集 1. 岩波文庫 改版，東京，1984）。

よく知られている話だが，概略を述べる。

ある国に，服が大好きなおしゃれな王様がいた。ある日，お城に 2 人の男ペテン師が，仕立て屋と称してやってきた。彼らは賢くない人，自分の地位に見合わない人には見えない，不思議な衣装を作ることができるといった。王様は彼らに新しい衣装を注文した。

彼らはお城の一室で，仕事にかかる。王様が律儀な役人を視察にやる。ペテン師たちは実際にない生地を縫ったり切ったりしている振りをしている。役人の目には見えないが，賢くないとか地位に見合わないと思われたりするのが嫌なためか，王様には「仕事は順調です」と報告した。

その後，大臣も見に行ったがやはり作っている振りをしているので，着物は見ない。けれど同様に「仕事は順調です」と報告した。王様がじきじきに見に行くが，王様にも見えない。王様はうろたえるが，家来たちに見えた布が見えないとはいえず，着物の出来栄えを褒める。

王様の新しい着物が完成し，お披露目のパレードを開催することにした。ペテン師たちはもっともらしく着せる振りをし，王様は見えてもいない着物を身にまとったつもりで行進する。集まった人びとも噂を知っており，見えないとはいえず，着物を誉めそやす。

沿道にいた小さな子どもが，「王様は裸だ！ 王様は裸だよ！」と叫ぶ。群衆はざわめいた。そして，子どもがいった噂が広がる。

周囲の者がきちっと真実を伝えていれば，こんなことにはならない。こうも極端ではないが，相当な名家の生まれであるとか，大変な大金持ちの家に生まれたりして，その環境のせいで類似のことも起こりうる。

他者たちが本人の「周囲世界」に過度に迎合し，他者たち自身の「周囲世界」を隠蔽し伝えない。そうした場合，本人は自分の「周囲世界」

が，そのまま他者たち「周囲世界」と同じだと思い込んでしまうことになる。そうすると，その人自身の「周囲世界」が，そのまま他者たちとの「共通の世界」だと思い込んでしまう。

　本人のせいではないのかもしれないが，わがままをそのまま押し通してしまうことになる。自閉症に似たような自己中心性に陥る。

　これらの3通り，不完全な「共通の世界」が構成されてしまう場合，それぞれの症状や病像が類似してしまう。そして，鑑別診断が難しくなる。

第24章

相互主観性の発達

1. 相互主観性の発達

　これまで，自閉症と統合失調症を重ねて述べた。その共通点として，
「第二」の判断中止が行われていることを指摘した。両者は他者の
「心」を経験することに障害がある。いいかえると，「相互主観性機能
不全」ということで共通している。自閉症も発病時の統合失調症も「相
互主観性機能不全」のスペクトラムで，機能不全の重度のほうに位置し
ているように思われる（図24-1）。

　知的には優れた統合失調症者もいるように，「相互主観性機能不全」
のスペクトラムと知能とは別の軸をなしている。それは，たとえば，
おおむね知的には恵まれないカナー型の自閉症と知的に恵まれたアス
ペルガー型の自閉症との違いにも顕著に現れている。同じ相互主観性
機能不全なのに，一方は重度の精神遅滞の典型をなすのに対し，他方
は知的には正常ないしそれ以上だ。中根（中根晃：幼児の自閉的精神生
活について－早期幼児自閉症の現象学と人間学－．*精神神経誌，68, 1375-
1397, 1966*）は「自閉症児は共同世界との係わりを持とうとして持てな
いでいるが，これを持とうとしない幼児の病態として，Asperger のい
う自閉的精神病質を位置づけることができる」という興味深い指摘を
行っている。

　藤本（藤本淳三：大阪大学精神病理研究室症例検討会でのコメント．

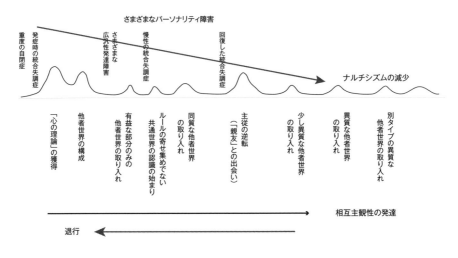

図 24-1　相互主観性の発達

1990）はパーソナリティ障害がだんだんと進行して現実遊離し，何時とはなしに統合失調症と区別できなくなる症例のことを「ボーダーラインの成れの果て」といった。レンプも「共通の現実」を自分でだんだんと放棄し，「隣接現実」に閉じこもって統合失調症に至る「別な道」があることを指摘している。相互主観性を少しずつ放棄していったと考えられる。

　パーソナリティ障害の一部などで見られる一過性の妄想様体験は，相互主観性の弱さと考えることができる。共通の世界をとらえて，それでもって軌道修正できない状態ともいえる。あるいは，自分の周囲世界を「共通の世界」に昇格させようという野望をもち，家族や友人などに押しつけ，周りの人たちを混乱に巻き込むとも解釈できる。

　こうしたことを加味すると，「相互主観性機能不全」にある種のスペクトラムも想定される。このスペクトラムは一様に推移してゆくのでは

なく，ある箇所では乗り越えがたく，逆にいったん乗り越えると戻りにくいように思われる。

あとがき

　この著書ができあがった経緯について述べます。1994 年に服部祥子先生の後任として，大阪大学から大阪教育大学教育学部障害教育（現：特別支援教育）講座に助教授として赴任しました。それまでにも自閉症の人たちの診療にたずさわっていましたが，本格的に取り組まなくてはいけないと思いました。

　翌 1995 年，障害児教育学の猪岡武先生が退官されるに当たって，記念事業として講座メンバーで本を出版するということになりました。出版状況の厳しさから講座の自費出版で，上野矗・竹田契一監修，守屋國光編『障害教育への招待』（生涯発達研究会，2001）ができました。そのなかで，「Husserl 現象学による自閉症の解釈」という題でそれまでの考えをもとに 14 頁を担当しました。

　毎年，クリスマスにカードと手紙をお送りしているドイツでお世話になったレンプ先生に，このような研究をしていると書きました。すると，興味をもたれて，要約を送ってほしいと書いてこられました。ドイツ語力も伸びないし，要約するのも至難の業だと観念して，独作文を連らねたものでしかないドイツ語訳をお送りしました。レンプ先生は興味をもたれて，お忙しいのに文章に手を入れ雑誌に投稿されました。こうして，「Der frühkindliche Autismus aus der Sicht der Husserlschen Phänomenologie」（*Fundamenta Psychiatrica*, 11, 101-106, 1997）ができあがりました。レンプ先生のご厚意というより他ありません。感覚過敏から自閉症の諸症状を説明するという課題に取り組みました。しかし，感覚過敏と心の理論発達障害との関連は完全にギブアップでした。

　講座で臨床心理をご担当の東山紘久先生が 1997 年京都大学に移籍され，臨床心理士を目指す大学院生が何名も残され，彼らの指導を引き受

けることになりました。大学院生が担当している症例をともに考察し，現象学にもとづく理論的な精神病理学的研究に，さらに治療論的側面，遊戯療法で自閉症児のコミュニケーションの改善を図るということに取り組み始めました。数年で症例と院生に恵まれ，成果が出ました。その結果，岩田麻美子・野宮新・岩切昌宏・山本晃著「遊戯療法により相互的言語コミュニケーションを獲得した自閉症児－共感的模倣の試み－」という題で，児童青年精神医学会の学会誌（*児童青年精神医学とその近接領域*，41(1)，71-85, 2000）に発表することができました。

　このような日々を送っているとき，おそらく2003年の京阪神精神病理懇話会の懇親会で，情緒障害を専門とする小児科医，こども心身医療研究所の冨田和巳先生から，自分のところで研究会を長年定期的に行っているが，来年は自閉症を取りあげる，回り持ちで数人でやるが，その一つとして何か発表してくれないかと依頼を受けました。思案していると，そばにいた藤本淳三先生に「心の理論をやって！」と言われました。藤本先生は少し前に大阪府立中宮病院（現：大阪府立精神医療センター）の院長，兼，松心園の園長という職を定年のために退かれ，冨田先生の施設で診療をされていました。精神科診療についての恩師でもある藤本先生に言われたら，「はい」としか返事できません。1年かけて内外の文献を読み，自分なりにまとめました。

　2004年の発表では参加者は大阪近辺の臨床心理士が大部分で，活発な質問を頂き，たいへんやりがいがありました。冨田先生から，好評だから来年もやると依頼されました。話題がほぼ尽きているとお伝えすると，それでもよいとのことで，次の年も若干の付け加えをして発表しました。冨田先生はこれで消えるのはもったいないから，他の先生方の発表とまとめて本にすると言われました。よろしくお願いいたしますとはいいながら，実現するのかと危ぶんでいました。

　すると，診断と治療社から原稿依頼があり，冨田和巳・加藤敬編著『多角的に診る発達障害－臨床からの提言－』（2007）のなかで「自閉

症論－"心の理論"を考える－」という題で書かせていただきました。発表でもこの本でも，他者の心を知るということをメルロ・ポンティMerleau-Ponty,M. の両義性の考え（*Le visible et l'invisible.* Gallimard, Paris, 1964.［滝浦静雄・木田元 訳：*見えるものと見えないもの*．みすず書房，東京，1989]）で説明しました。しかし，書いているときから，これはアナロジーでしかないと，不満でした。大学院生と1年コースの特別専攻科（現場の教員と学部を卒業した学生とが半々）の学生を相手に自閉症の文献を読むという授業をしていましたが，この年から本に書いた内容を説明するという授業にしました。毎年，少しずつ書き改め，追加していきました。

　また，レンプ先生の著書を翻訳，出版するというのが，前から大きな課題でした。あちらこちら当たってみたのですが，なかなか困難で，数年かかってやっと星和書店で出版していただけました（*Vom Verlust der Fähigkeit, sich selbst zu betrachten. Eine entwicklungspsychologische Erklärung der Schizophrenie und des Autismus.* Verlag Hans Huber, Bern Göttingen Toronto, 1992.［高梨愛子・山本晃 訳：*自分自身をみる能力の喪失について－統合失調症と自閉症の発達心理学による説明－*．星和書店，東京，2005]）。この本自体はそれなりにまとまっているレンプ先生の理論です。自分が前から考えていることと関連づけることを課題として自分に課しましたが，まったくお手上げでした。

　そうこうしているうちに，不満だったメルロ・ポンティの両義性による心の理論の説明を止め，フッサールの『デカルト的省察』でもって説明するという試みが少しできました。山本晃著「二種類の他者－自閉症児における他者経験の発達－」という題で，学会誌（*臨床精神病理*，28(3)，233-256，2008）に発表できました。この論文で知的障害のある自閉症児についての治療とその考察をやっとのことで行いました。しかしながら，前々から大学院生や特別専攻科の学生に明らかにしなければならないと思いながら，実現できなかった課題が重くのしかかったままでし

た。それは，高機能自閉症とアスペルガー障害と，どこが共通で，どこが違っているのかということです。

　上記に触れた授業を続けながらも，この問題はなかなか解決しませんでした。2012年2月20日にレンプ先生が心筋梗塞で亡くなられても，棚上げ状態でした。昨年，2017年，諦めて力尽くで，定年退職前の上記の授業で，自分なりの回答を学生たちに伝えました。この著書がそれです。やっとのことで，レンプ理論を現象学的に位置づけるという宿題が果たせました。それは同時に，知的障害をともなう自閉症，高機能自閉症，アスペルガー障害のそれぞれの発達のつまずきを位置づけ，説明するということにもなります。

　大きな荷物をやっと下ろしたという感じです。

2018年9月

山本　晃

■ 共著者一覧 (五十音順)

〔共著担当〕

市川友里恵 (いちかわ ゆりえ)   第 3 章
  発達障害者支援センター (岡山市)

岩切昌宏 (いわきり まさひろ)   第 13 章
  大阪教育大学　学校危機メンタルサポートセンター

服部 (旧姓:岩田) 麻美子〔はっとり (いわた) まみこ〕   第 13 章
  愛知県公立学校スクールカウンセラー

亀井　愛 (かめい あい)   第 17 章
  (ニュージャージー州) モンマス大学教育学部
  特別支援教育学科 (助教授)

北谷多樹子 (きたたに たきこ)   第 17 章
  堺市子ども相談所

黒川淳実 (くろかわ あつみ)   第 3 章
  大阪府立富田林支援学校

佐藤　寛 (さとう ひろし)   第 20 章
  さとうメンタルクリニック (川口市)

佐桒 (旧姓:樋口) 智絵〔さくわ (ひぐち) ちえ〕   第 17 章
  大阪市立加島小学校

内藤 (旧姓:足立) 梨香〔ないとう (あだち) りか〕   第 20 章
  在, アメリカ合衆国

野宮　新 (のみや しん)   第 13 章
  谷町子どもセンター (大阪市)

畑田幸男 (はただ ゆきお)   第 20 章
  河内長野市立三日市小学校

松村幸裕子 (まつむら さゆこ)   第 3 章
  NPO 法人暮らしづくりネットワーク北芝 (大阪府箕面市)

■ 編著者略歴

山本　晃（やまもと　あきら）

　1952 年，大阪市生まれ。大阪大学医学部卒業後，星ヶ丘厚生年金病院神経科医師。1982 ～ 1984 年，ドイツ学術交流会（DAAD）奨学生として，ドイツ，チュービンゲン大学医学部児童青年精神科客員医師。1984 年，大阪市立小児保健センター精神神経科医師。1985 年，大阪大学医学部精神医学教室助手。1994 年，大阪教育大学教育学部障害教育（現：特別支援教育）講座助教授。2003 年，同教授。2018 年に定年退職し，現在，大阪教育大学教育学部名誉教授。

　著書に『西田哲学の最終形態～精神病理学のみかたから～』（近代文芸社，2004），「自閉症論—"心の理論"を考える—」（冨田和巳・加藤敬編『多角的に診る発達障害』診断と治療社，2006. 所収），『青年期のこころの発達』（星和書店，2010），訳書にレンプ著『自分自身をみる能力の喪失について』（共訳）（星和書店，2005）がある。主要論文には「Der frühkindliche Autismus aus der Sicht der Husserlschen Phänomenologie」（*Fundamenta Psychiatrica*, 11, 101-106, 1997），「遊戯療法により相互的言語コミュニケーションを獲得した自閉症児—共感的模倣の試み—」（共著）（*児童青年精神医学とその近接領域*, 41, 71-85, 2000），「二種類の他者—自閉症児における他者経験の発達—」（*臨床精神病理*, 28, 233-256, 2007）がある。

自閉症の心と脳を探る

2019 年 1 月 23 日　初版第 1 刷発行

編 著 者　山 本　　晃
発 行 者　石 澤 雄 司
発 行 所　株式会社 星 和 書 店
　　　　　〒 168-0074　東京都杉並区上高井戸 1-2-5
　　　　　電話　03（3329）0031（営業部）／ 03（3329）0033（編集部）
　　　　　FAX　03（5374）7186（営業部）／ 03（5374）7185（編集部）
　　　　　http://www.seiwa-pb.co.jp
印刷・製本　中央精版印刷株式会社

© 2019 山本 晃／星和書店　　Printed in Japan　　ISBN978-4-7911-1000-1

・本書に掲載する著作物の複製権・翻訳権・上映権・譲渡権・公衆送信権（送信可能化権を含む）は（株）星和書店が保有します。
・ JCOPY 〈(社)出版者著作権管理機構 委託出版物〉
　本書の無断複製は著作権法上での例外を除き禁じられています。複製される場合は，そのつど事前に（社）出版者著作権管理機構（電話 03-3513-6969，FAX 03-3513-6979, e-mail：info@jcopy.or.jp）の許諾を得てください。

青年期のこころの発達

ブロスの青年期論とその展開

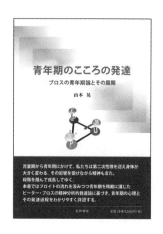

〈著〉山本晃

A5判　256p
定価：本体2,500円+税

児童期から青年期にかけて、私たちは第二次性徴を迎え身体が大きく変わる。その影響を受けながら精神もまた、段階を踏んで成長してゆく。本書ではフロイトの流れを汲みつつ青年期を精緻に講じたピーター・ブロスの精神分析的発達論に基づき、健常、神経症、情緒障碍、知的障碍のこころの発達過程を詳説する。さらに付論で広汎性発達障碍の発達論を根本から見直す。著者独自の図示・ケース提示を多用して、精神分析に慣れない読者にも親しみやすいように工夫を凝らしたユニークな入門書。

発行：星和書店　http://www.seiwa-pb.co.jp